キャラでわかる!

はじめての栄養素図鑑

田中明
蒲池桂子
（監修）

いとうみつる
（絵）

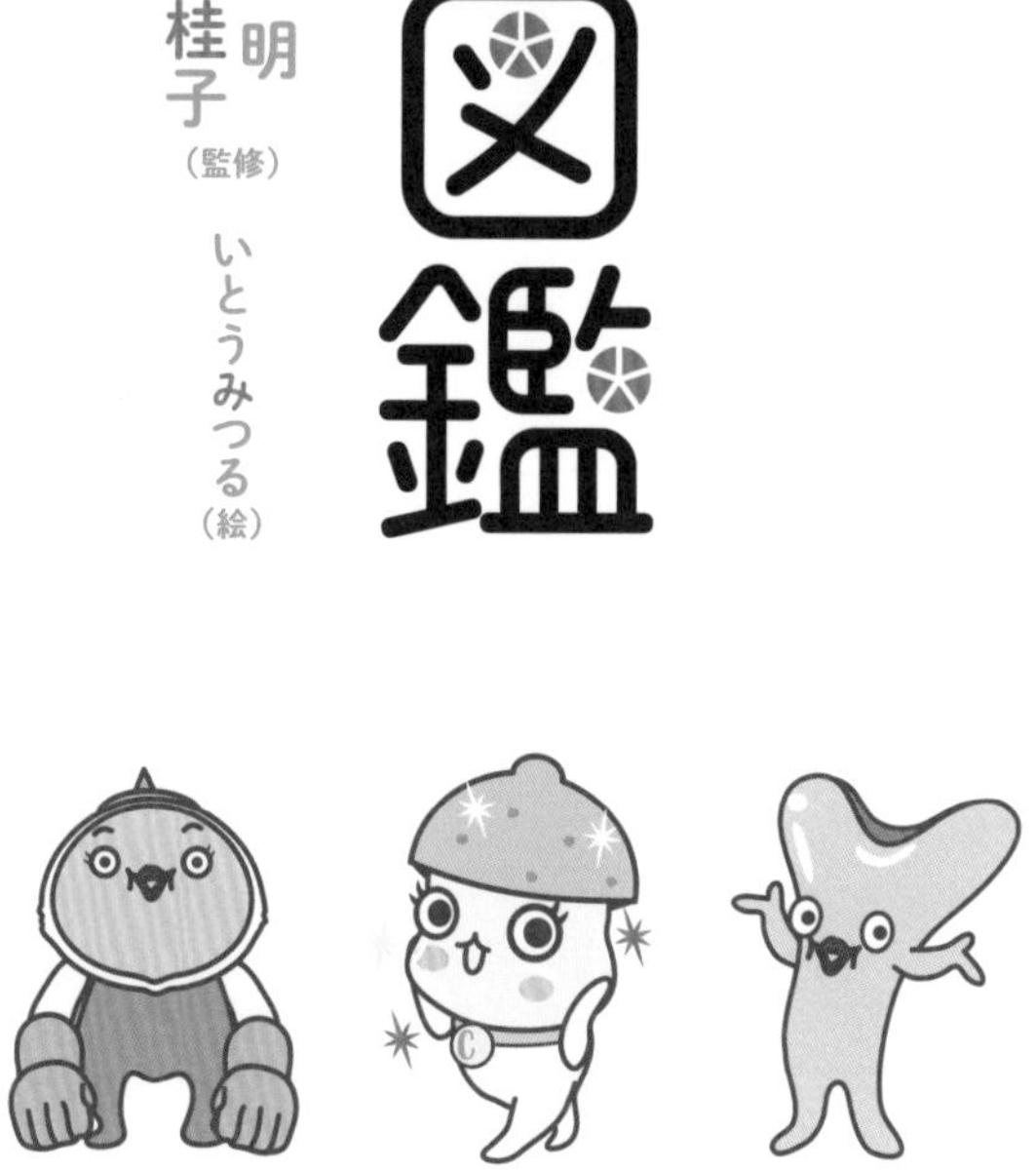

日本図書センター

はじめに

タンパク質・糖質・脂質・ビタミンC・カルシウム・食物繊維……、いろいろある栄養素のこと、みなさんはどれくらい知っていますか？「関心はあるけれど、よくわかってない……」という人や、「学びたいけれど、なんだか難しそう……」なんていう人もいるのではないでしょうか。

そんな人たちに、栄養素について知ってもらうため、この本をつくりました。本書は、おぼえておきたい51の栄養素と機能性成分をキャラクターにしています。だから、少し難しそうに感じている人でも楽しく学べます。また、各キャラクターのすがたから、そのはたらきなどがイメージできるうえ、やさしく解説しているので、栄養素のことがスッキリわかります。

もしかしたら、「初心者向けすぎでは？」と心配する人もいるかもしれません。でも、安心してください！　書かれている中身は、難しい専門書に負けないくらいしっかりしています。これから、管理栄養士や看護師、保育士をめざす方たちにも、自信をもって、おすすめできるものです。

栄養素は、からだをつくる基本です。はたらきはさまざまですが、どれも健康のために大切なもの。この本で身につけた栄養素の知識が、みなさんの健康なからだづくりに役立って、栄養素を身近に感じてもらえるようになったら、たいへんうれしく思います。

女子栄養大学栄養クリニック教授　蒲池桂子

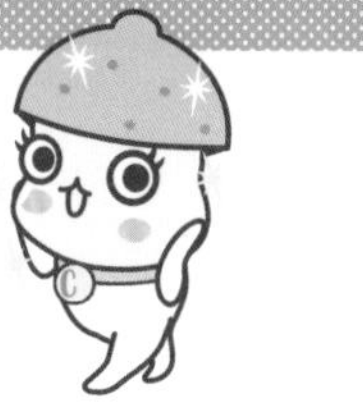

第2章

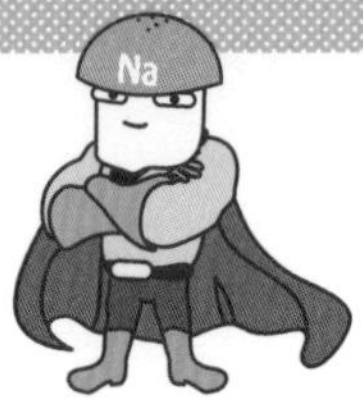

第3章

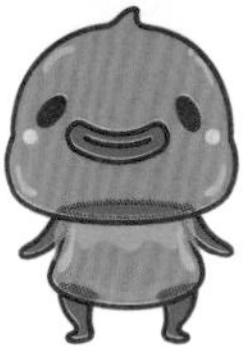

第4章 ぼくたちが機能性成分

この本の見方

この本には、知っておきたい身近な栄養素がキャラクターになって登場します。

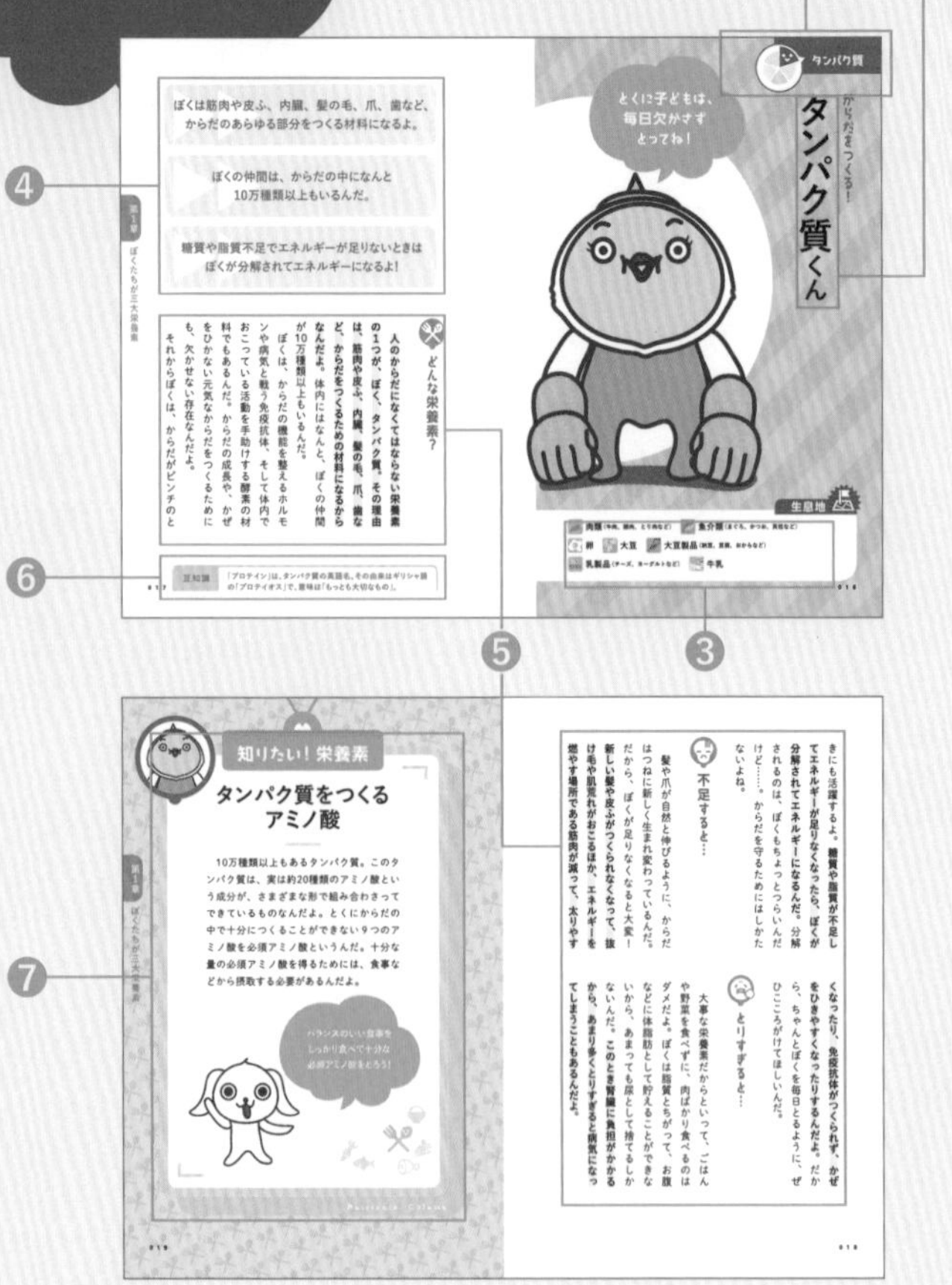

2
1
タンパク質
からだをつくる！
タンパク質くん
とくに子どもは、毎日欠かさずとってね！
ぼくは筋肉や皮ふ、内臓、髪の毛、爪、歯など、からだのあらゆる部分をつくる材料になるよ。
ぼくの仲間は、からだの中になんと10万種類以上もいるんだ。
糖質や脂質不足でエネルギーが足りないときはぼくが分解されてエネルギーになるよ！
4
第1章
ぼくたちが三大栄養素
どんな栄養素？
人のからだになくてはならない栄養素の1つが、ぼく、タンパク質。その理由は、筋肉や皮ふ、内臓、髪の毛、爪、歯など、からだをつくるための材料になるからなんだよ。体内にはなんと、ぼくの仲間が10万種類以上もいるんだ。
ぼくは、からだの機能を整えるホルモンや病気と戦う免疫抗体、そして体内でおこっている活動を手助けする酵素の材料でもあるんだ。からだの成長や、かぜをひかない元気なからだをつくるためにも、欠かせない存在なんだよ。
それからぼくは、からだがピンチのと
生息地
肉類
魚介類
卵
大豆
大豆製品
乳製品
牛乳
豆知識
「プロテイン」は、タンパク質の英語名。その由来はギリシャ語の「プロテイオス」で、意味は「もっとも大切なもの」。
6
5
3
きにも活躍するよ。糖質や脂質が不足してエネルギーが足りなくなったら、ぼくが分解されてエネルギーになるんだ。分解されるのは、ぼくもちょっとつらいんだけど……。からだを守るためにはしかたないよね。
不足すると…
髪や爪が自然と伸びるように、からだはつねに新しく生まれ変わっているんだ。だから、ぼくが足りなくなると大変！新しい髪や皮ふがつくられなくなって、抜け毛や肌荒れがおこるほか、エネルギーを燃やす場所である筋肉が減って、太りやすくなったり、免疫抗体がつくられず、かぜをひきやすくなったりするんだよ。だから、ちゃんとぼくを毎日とるように、ぜひこころがけてほしいんだ。
とりすぎると…
大事な栄養素だからといって、ごはんや野菜を食べずに、肉ばかり食べるのはダメだよ。ぼくは脂質とちがって、お腹などに体脂肪として貯えることができないから、あまっても尿として捨てるしかないんだ。このとき腎臓に負担がかかるから、あまり多くとりすぎると病気になってしまうこともあるんだよ。
知りたい！栄養素
タンパク質をつくるアミノ酸
10万種類以上もあるタンパク質。このタンパク質は、実は約20種類のアミノ酸という成分が、さまざまな形で組み合わさってできているものなんだよ。とくにからだの中で十分につくることができない９つのアミノ酸を必須アミノ酸というんだ。十分な量の必須アミノ酸を得るためには、食事などから摂取する必要があるんだよ。
バランスのいい食事をしっかり食べて十分な必須アミノ酸をとろう！
7

1. 栄養素の名前
2. 五大栄養素のうちのどれにあたるかを示すタグ
3. 栄養素が多く含まれる食材
4. 栄養素のおもな特徴をまとめたポイント
5. 栄養素のはたらきや、不足・とりすぎによる影響の解説
6. 栄養素に関する豆知識
7. より詳しい説明や、影響しあっている栄養素を紹介

栄養素のキホン

わたしたちのからだをつくる栄養素。

「糖質や脂質は肥満のもと?」「ビタミン不足は美容の敵?」

なんて話を耳にすることもありますが、

「じつはよくわかっていない」という人も多いかもしれませんね。

まずは、ここで栄養素のキホンを学びましょう!

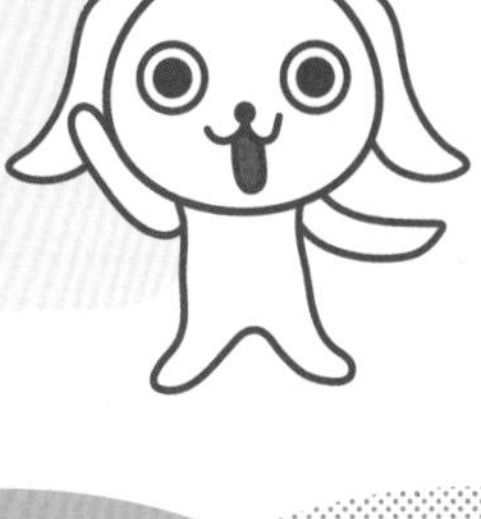

栄養ってなに?

「栄養」という言葉は、わたしたちにとって、とても身近な存在です。しかし、その正確な意味を知っている人は少ないかもしれませんね。**「栄養」とは食べものや飲みものなどを、からだの中で消化・吸収して、からだの細胞やエネルギーのほか、生きるために必要な成分を生み出す一連の流れのことをいいます。そして、この栄養のために必要な成分のことを「栄養素」と呼ぶのです。**

わたしたちは、食べものや飲みものから栄養素をバランスよく摂取して、からだの細胞や必要な成分を生み出すことで、健康なからだを保っています。だからこそ、不規則な食生活によって、必要な栄養素が不足してしまったり、栄養素をとりすぎたりすると、からだにさまざまな不調がおこるのです。

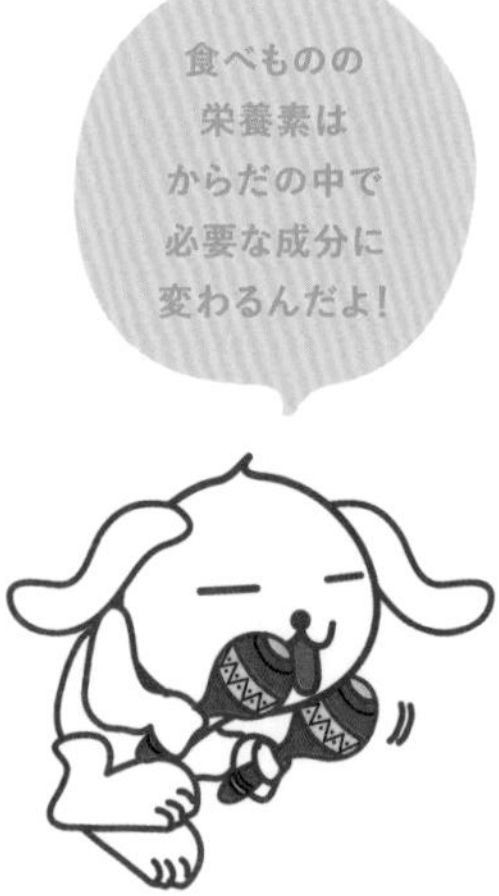
食べものの
栄養素は
からだの中で
必要な成分に
変わるんだよ！

栄養の流れ

食べものや飲みものを口にする

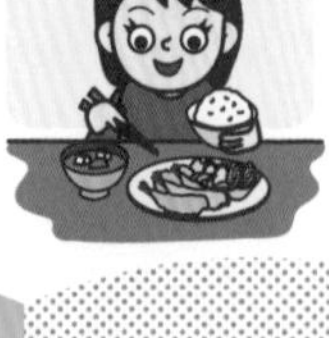

←

胃や腸の消化酵素によって栄養素が分解される（消化）

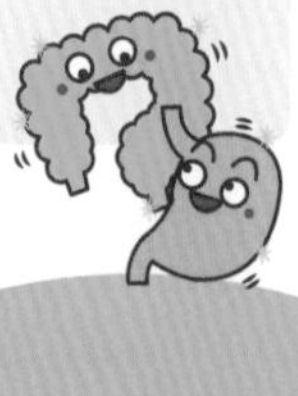

←

分解された栄養素が細胞にとりこまれる（吸収）

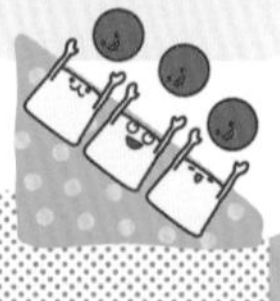

←

からだを動かすために必要なエネルギーや成分をつくる

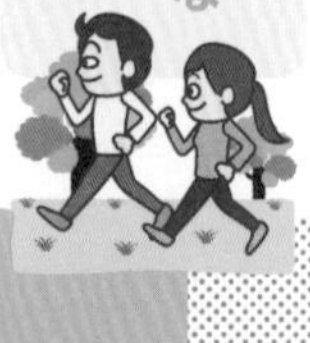

チームワークではたらく栄養素

栄養素は、１つの成分だけではたらくことはできません。たとえば、糖質という栄養素を、からだを動かすためのエネルギーに変えるにはビタミンB_1やビタミンB_2が欠かせません。さらに、ナイアシンやパントテン酸、ビオチン、マンガンといった栄養素には、糖質がエネルギーになるのを助ける力があります。

こうしていくつかの栄養素が協力し合いながらはたらくことで、わたしたちのからだは正常に保たれているのです。また、１つの栄養素に１つのはたらきしかないかといえば、そんなことはありません。１つの栄養素が、からだのさまざまなはたらきにかかわることもあるのです。

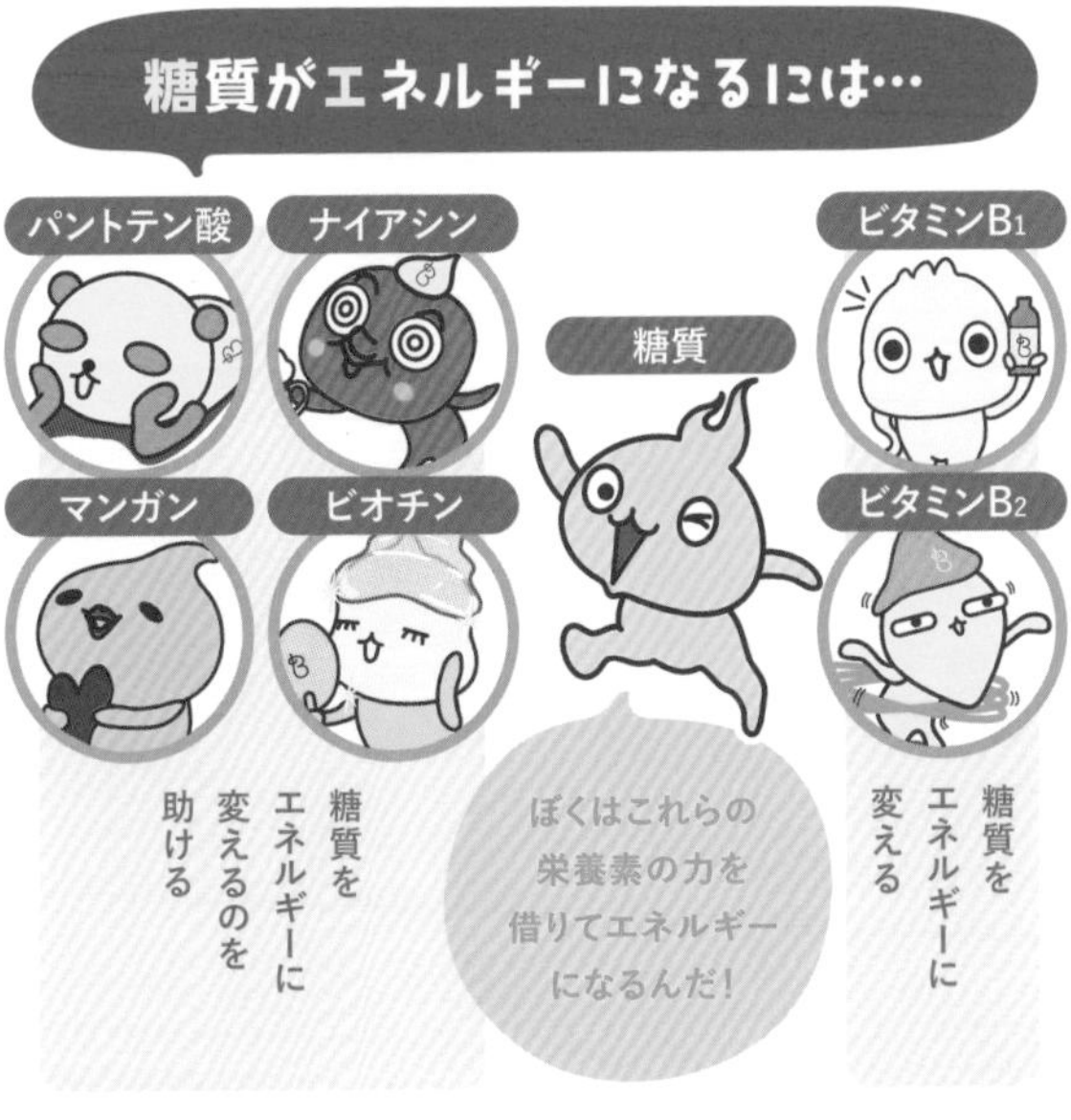

糖質がエネルギーになるには…
ビタミンB1
ビタミンB2
糖質をエネルギーに変える
糖質
ぼくはこれらの栄養素の力を借りてエネルギーになるんだ！
パントテン酸
ナイアシン
マンガン
ビオチン
糖質をエネルギーに変えるのを助ける

からだに必要な五大栄養素

栄養素には、つぎのような3つの役割があります。

①からだを動かすエネルギーをつくる
②からだをつくる
③からだの調子を整える

①と②の役割を果たすのが、「タンパク質」「炭水化物」「脂質」の3つの栄養素です。これらは「三大栄養素」と呼ばれていて、エネルギー源となるほか、からだづくりの土台となります。

そして、この三大栄養素に、おもに③の役割を担う「ビタミン」と「ミネラル」を加えたものを「五大栄養素」と呼びます。

この5つの栄養素をバランスよくとることで、毎日を元気にすごせるのです。

さらにもう1つ、わたしたちの健康をサポートしてくれる栄養成分があります。それは「機能性成分」です。機能性成分にはからだの機能を整えるほか、「抗酸化作用」によって、老化や病気を防ぐ効果があります。

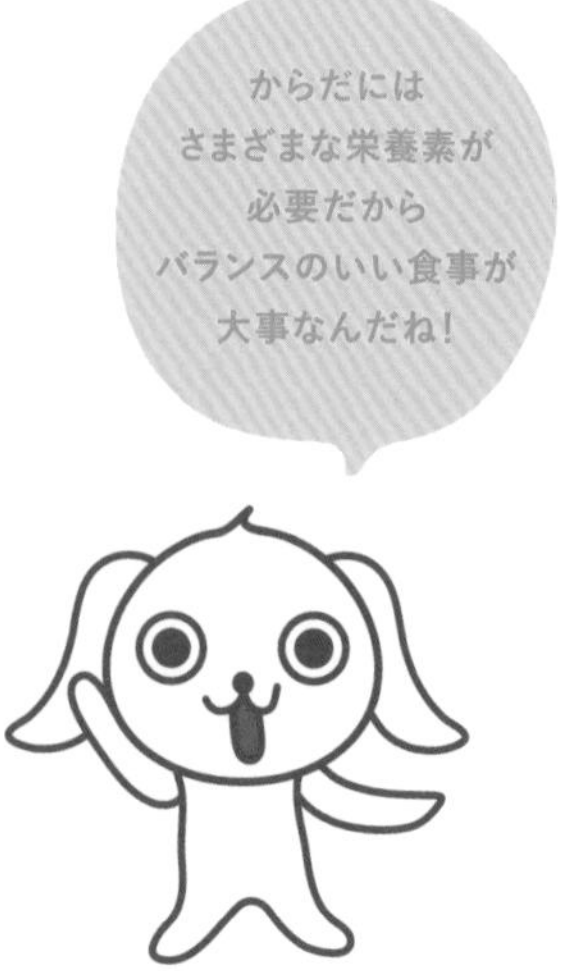
からだには
さまざまな栄養素が
必要だから
バランスのいい食事が
大事なんだね！

五大栄養素とそのおもなはたらき

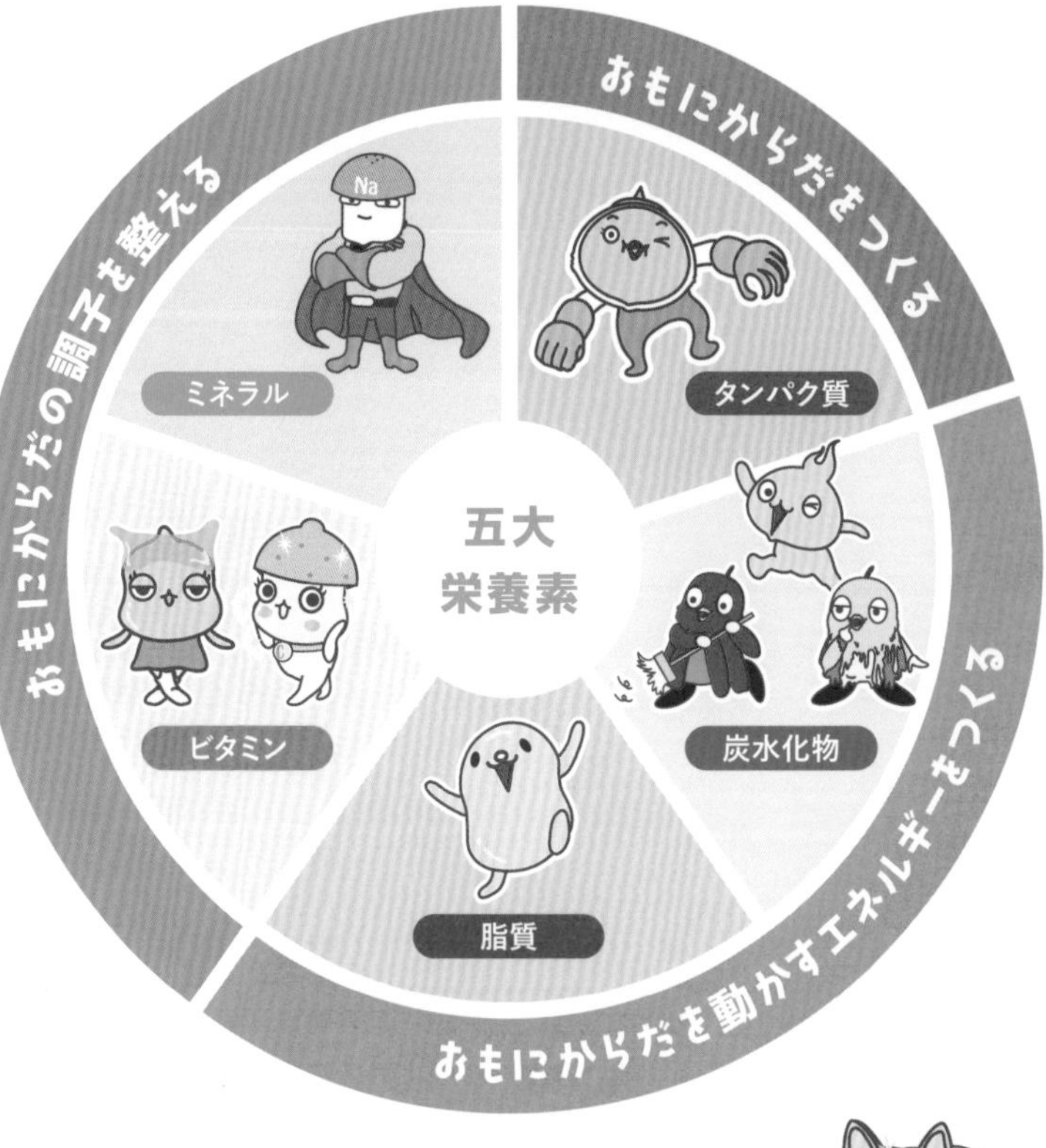

さらに

機能性成分

からだの機能を整えるほか、「抗酸化作用」をもつものが多い。抗酸化作用とは、からだの中であまった酸素が「活性酸素」になって細胞を酸化させ、老化や病気の原因になることを防ぐ作用。

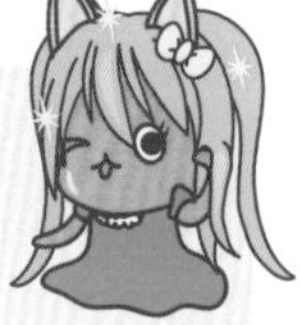

第1章

ぼくたちが三大栄養素

ぼくたちタンパク質、炭水化物（糖質と食物繊維）、脂質は、からだを動かすためのエネルギーをつくったり、からだをつくる材料になったりする栄養素なんだ。みなさんが、毎日を元気にすごすための土台になる大事な栄養素だから、「三大栄養素」って呼ばれているんだよ。

タンパク質は、からだをつくるために役立つ栄養素。筋肉や皮ふなど、からだのあらゆる部分をつくる材料になるんだ。炭水化物は糖質と食物繊維からできているよ。糖質はスピーディーにからだや脳を

タンパク質

糖質

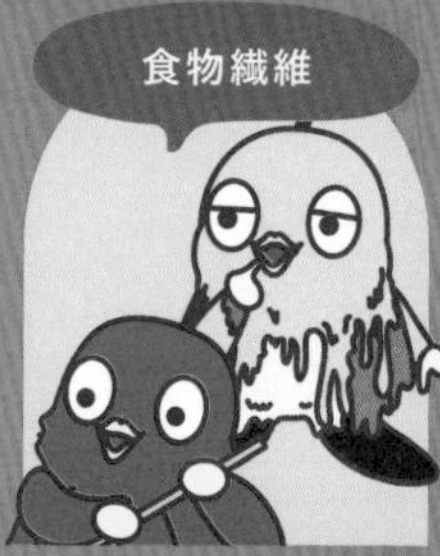
食物繊維

動かすエネルギーになるのが特徴。食物繊維はエネルギーとしてはちょっとしか役に立たないけれど、腸の中を掃除して健康を保つんだ。脂質は、少しの量で大きなエネルギーを生み出すパワフルな栄養素！　いざというときに備えて、体脂肪としてからだにストックすることもできるよ。そして、この脂質の材料になるのが脂肪酸なんだ。さらに、コレステロールは脂質の一種で、細胞膜の材料として活躍しているんだよ。

　三大栄養素はバランスよくとることが大事！　1日の摂取バランスはタンパク質が13～20％、炭水化物が50～65％、脂質が20～30％がいいんだって。ちょっと難しく感じるけど、まずは一汁三菜を意識した食事をとることからはじめてみて。理想のバランスに近づくよ！

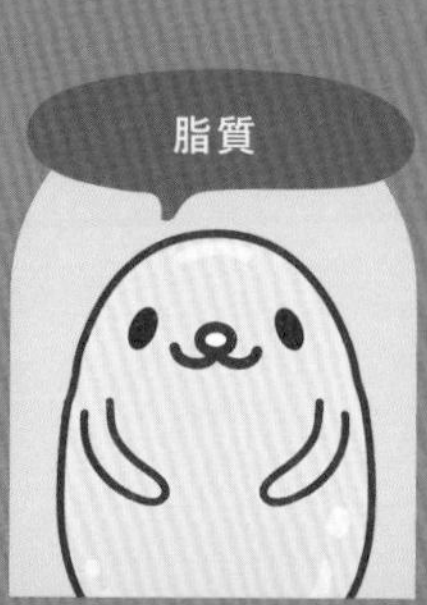
脂質

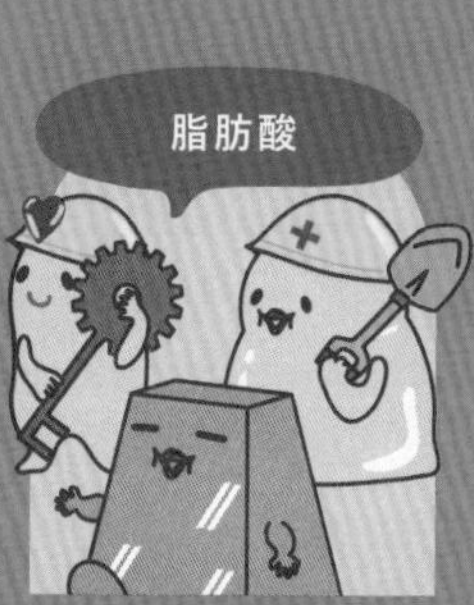
脂肪酸

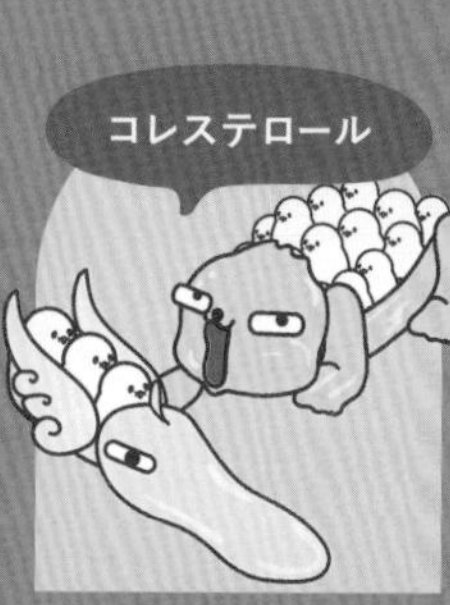
コレステロール

からだをつくる！ タンパク質くん

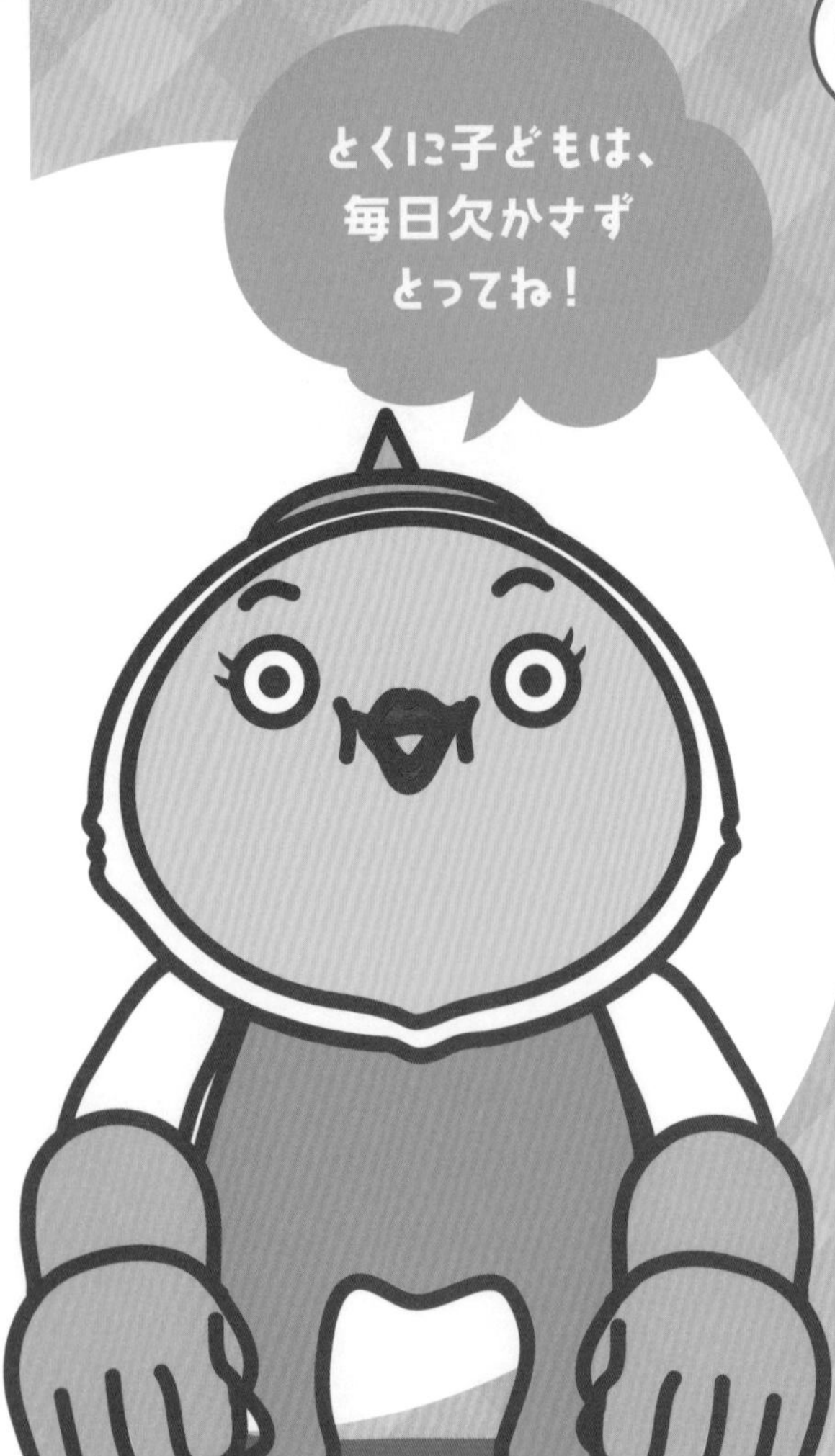
とくに子どもは、
毎日欠かさず
とってね！

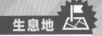

生息地

肉類（牛肉、豚肉、とり肉など） 魚介類（まぐろ、かつお、貝柱など）
卵 大豆 大豆製品（納豆、豆腐、おからなど）
乳製品（チーズ、ヨーグルトなど） 牛乳

ぼくは筋肉や皮ふ、内臓、髪の毛、爪、歯など、からだのあらゆる部分をつくる材料になるよ。

ぼくの仲間は、からだの中になんと10万種類以上もいるんだ。

糖質や脂質不足でエネルギーが足りないときはぼくが分解されてエネルギーになるよ!

どんな栄養素?

人のからだになくてはならない栄養素の1つが、ぼく、タンパク質。その理由は、筋肉や皮ふ、内臓、髪の毛、爪、歯など、からだをつくるための材料になるからなんだよ。体内にはなんと、ぼくの仲間が10万種類以上もいるんだ。

ぼくは、からだの機能を整えるホルモンや病気と戦う免疫抗体、そして体内でおこっている活動を手助けする酵素の材料でもあるんだ。からだの成長や、かぜをひかない元気なからだをつくるためにも、欠かせない存在なんだよ。

それからぼくは、からだがピンチのと

豆知識 「プロテイン」は、タンパク質の英語名。その由来はギリシャ語の「プロテイオス」で、意味は「もっとも大切なもの」。

きにも活躍するよ。**糖質や脂質が不足してエネルギーが足りなくなったら、ぼくが分解されてエネルギーになるんだ。**分解されるのは、ぼくもちょっとつらいんだけど……。からだを守るためにはしかたないよね。

不足すると…

　髪や爪が自然と伸びるように、からだはつねに新しく生まれ変わっているんだ。だから、ぼくが足りなくなると大変！**新しい髪や皮ふがつくられなくなって、抜け毛や肌荒れがおこるほか、エネルギーを燃やす場所である筋肉が減って、太りやすくなったり、免疫抗体がつくられず、かぜをひきやすくなったりするんだよ。**だから、ちゃんとぼくを毎日とるように、ぜひこころがけてほしいんだ。

とりすぎると…

　大事な栄養素だからといって、ごはんや野菜を食べずに、肉ばかり食べるのはダメだよ。ぼくは脂質とちがって、お腹などに体脂肪として貯えることができないから、あまっても尿として捨てるしかないんだ。**このとき腎臓に負担がかかるから、あまり多くとりすぎると病気になってしまうこともあるんだよ。**

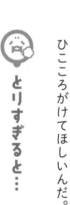

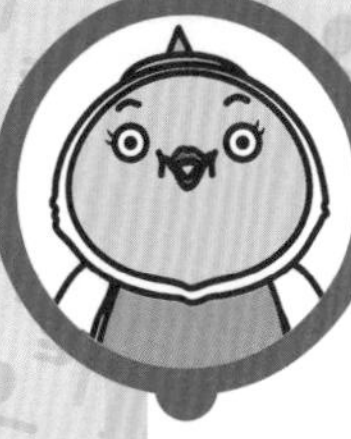

知りたい！栄養素

タンパク質をつくるアミノ酸

10万種類以上もあるタンパク質。このタンパク質は、実は約20種類のアミノ酸という成分が、さまざまな形で組み合わさってできているものなんだよ。とくにからだの中で十分につくることができない９つのアミノ酸を必須アミノ酸というんだ。十分な量の必須アミノ酸を得るためには、食事などから摂取する必要があるんだよ。

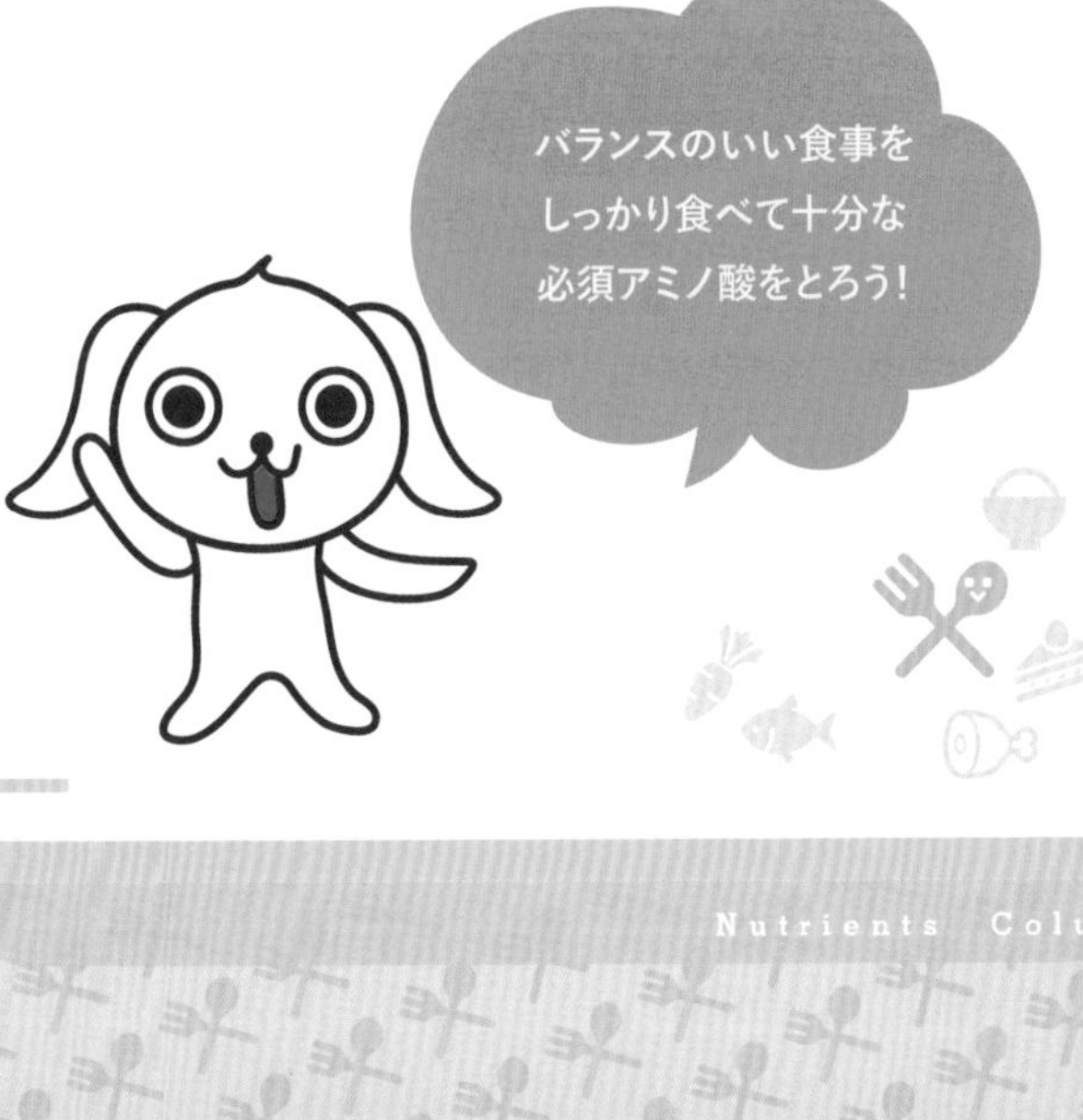
バランスのいい食事を
しっかり食べて十分な
必須アミノ酸をとろう！

糖質くん

すばやくエネルギーになる！

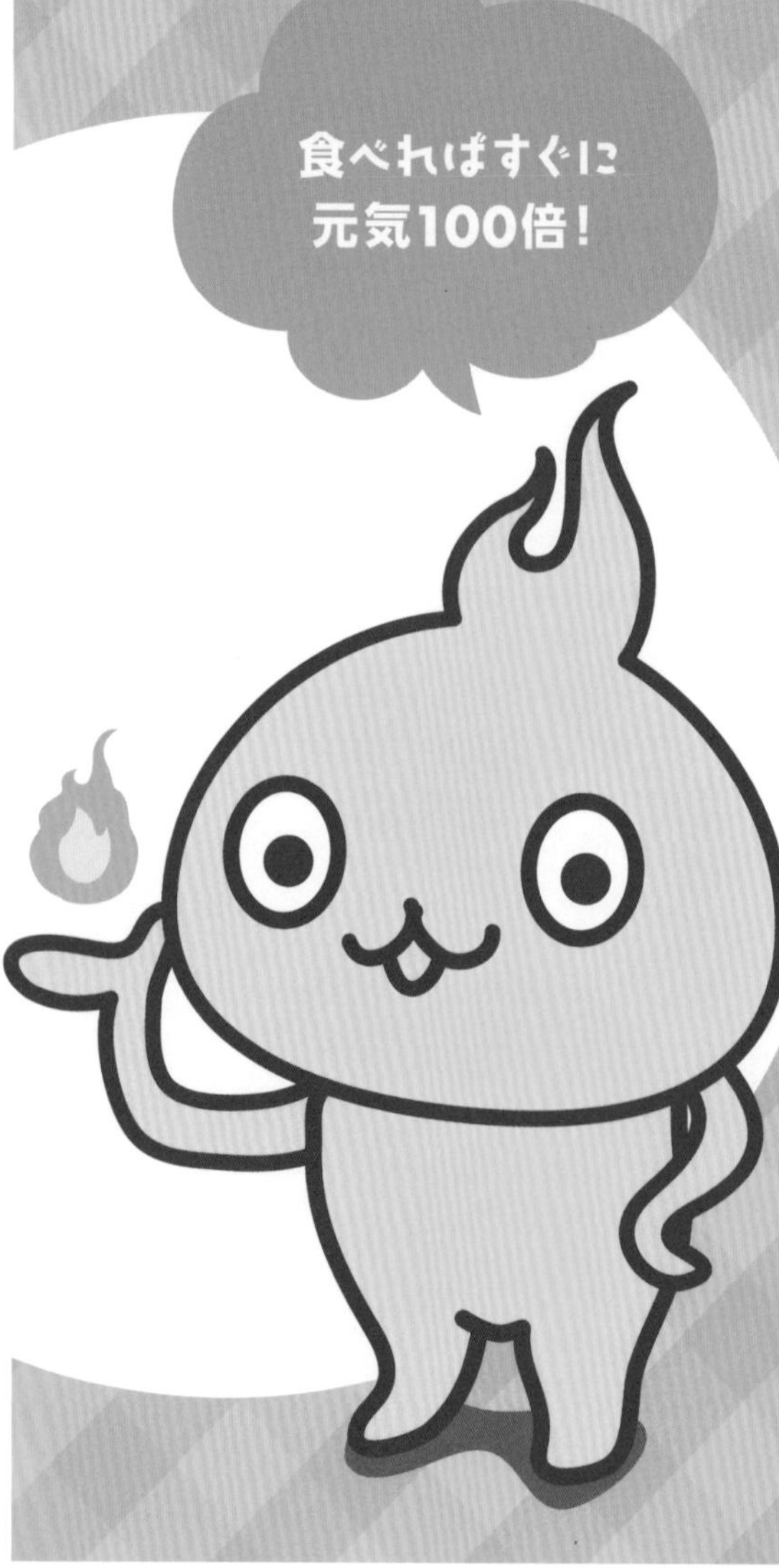
食べればすぐに
元気100倍！

生息地

- **さとう、はちみつ**
- **お菓子類**（あめ、チョコレートなど）
- **穀類**（ごはん、パン、うどん、そばなど）
- **いも類**（さつまいも、じゃがいもなど）
- **果物類**（バナナ、ぶどうなど）

**ぼくは、どんな栄養素よりも早く
エネルギーになれる
とってもスピーディーな栄養素なんだ。**

**脳のエネルギーにもなるよ。
脳のエネルギー源のほとんどがぼくなんだ。**

**ぼくはとっても大事な栄養素だけど、
とりすぎると体脂肪に変わるから要注意！**

どんな栄養素？

ぼくの仕事は、みんなが疲れたときやお腹がすいたとき、すぐにからだへパワーを注入すること。1グラムあたり4キロカロリーのエネルギーを出して、疲れたからだをみるみる復活させるよ。とくに甘いお菓子に入っているぼくは、からだを回復させるスピードがトップクラス！ お腹が鳴っているときに食べると、音がぴたっと止まるのも、ぼくがすばやくエネルギーに変わるからなんだよ。

食べると甘い味がするのも、ぼくの特徴なんだ。ごはんやパンも、よーくかむと甘くなってくるよね？ それこそ、ぼ

豆知識 糖質は、おもに単糖類、二糖類、多糖類に分けられる。

くが含まれている証拠なのさ。

さらにぼくは、脳がはたらくためのエネルギーにもなるよ。脳のエネルギー源のほとんどは、ぼくなんだ。ぼくの重要さ、わかってくれたかな。

不足すると…

ぼくが足りなくなったとき、困るのは脳。脳は、勉強中はもちろん、遊んでいるときも、寝ているときも休みなくはたらいているから、エネルギーになるぼくが足りなくなってくると大変！ **頭がぼんやりとして、集中力がなくなっちゃうんだよ。**午前中にうまく頭がはたらかないという人は、朝ごはんでぼくをとるようにしてみて。脳に十分なエネルギーが届いて、しっかり集中できるはずだよ。

とりすぎると…

お菓子にもたくさんいるぼく。おいしくて、ついつい食べすぎてしまいがちだけど、それはからだに悪いんだ。**というのも、からだの中であまったぼくは、体脂肪に変わってしまうからなんだよ。それが続くと太りすぎちゃうことも。**ぼくをちょうどよい量だけとるなら、お菓子はほどほどにして、なるべくごはんやパンからとるのがおすすめだよ。

なかよし栄養素

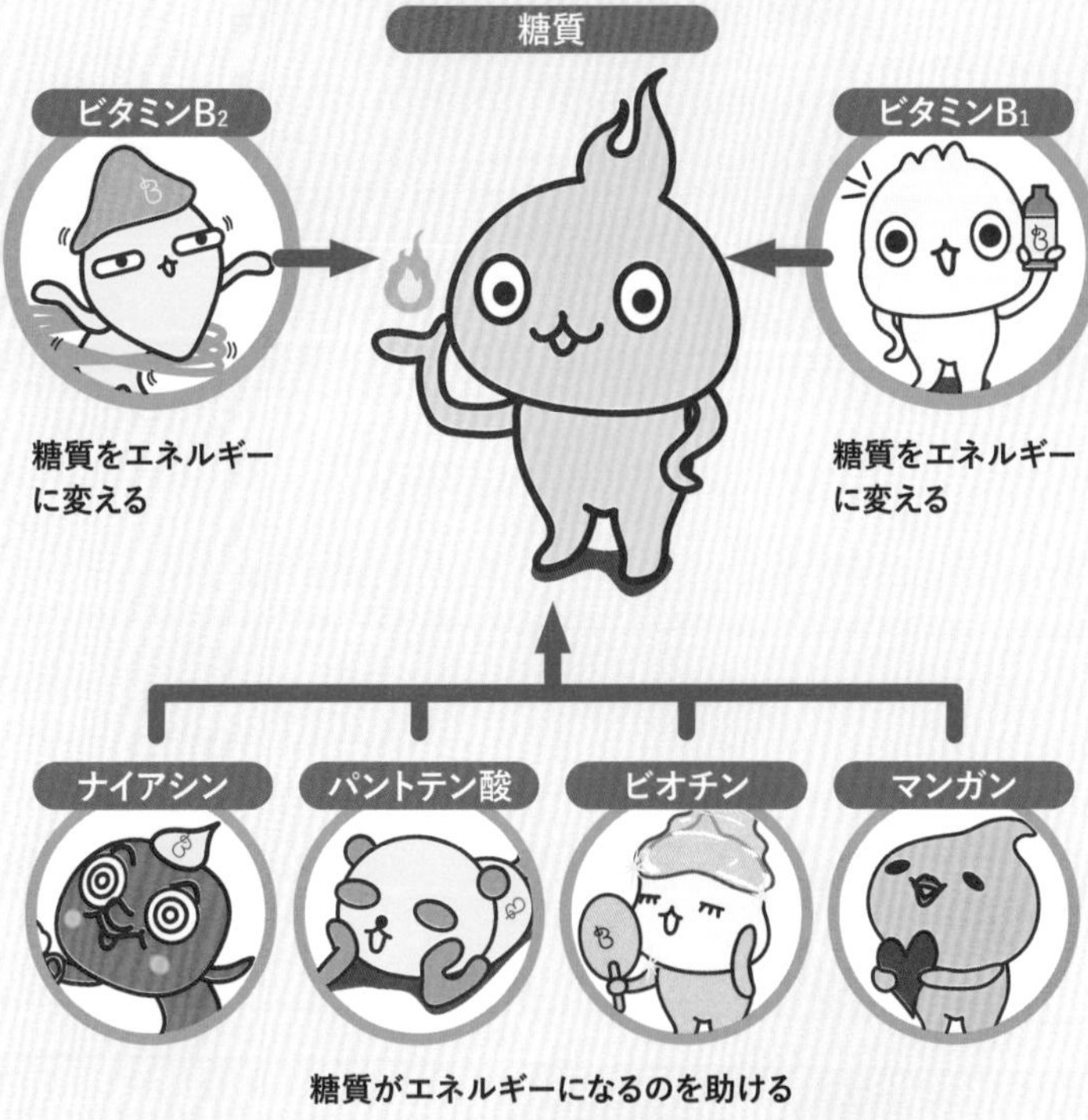
糖質
ビタミンB_2
ビタミンB_1
糖質をエネルギーに変える
糖質をエネルギーに変える
ナイアシン
パントテン酸
ビオチン
マンガン
糖質がエネルギーになるのを助ける

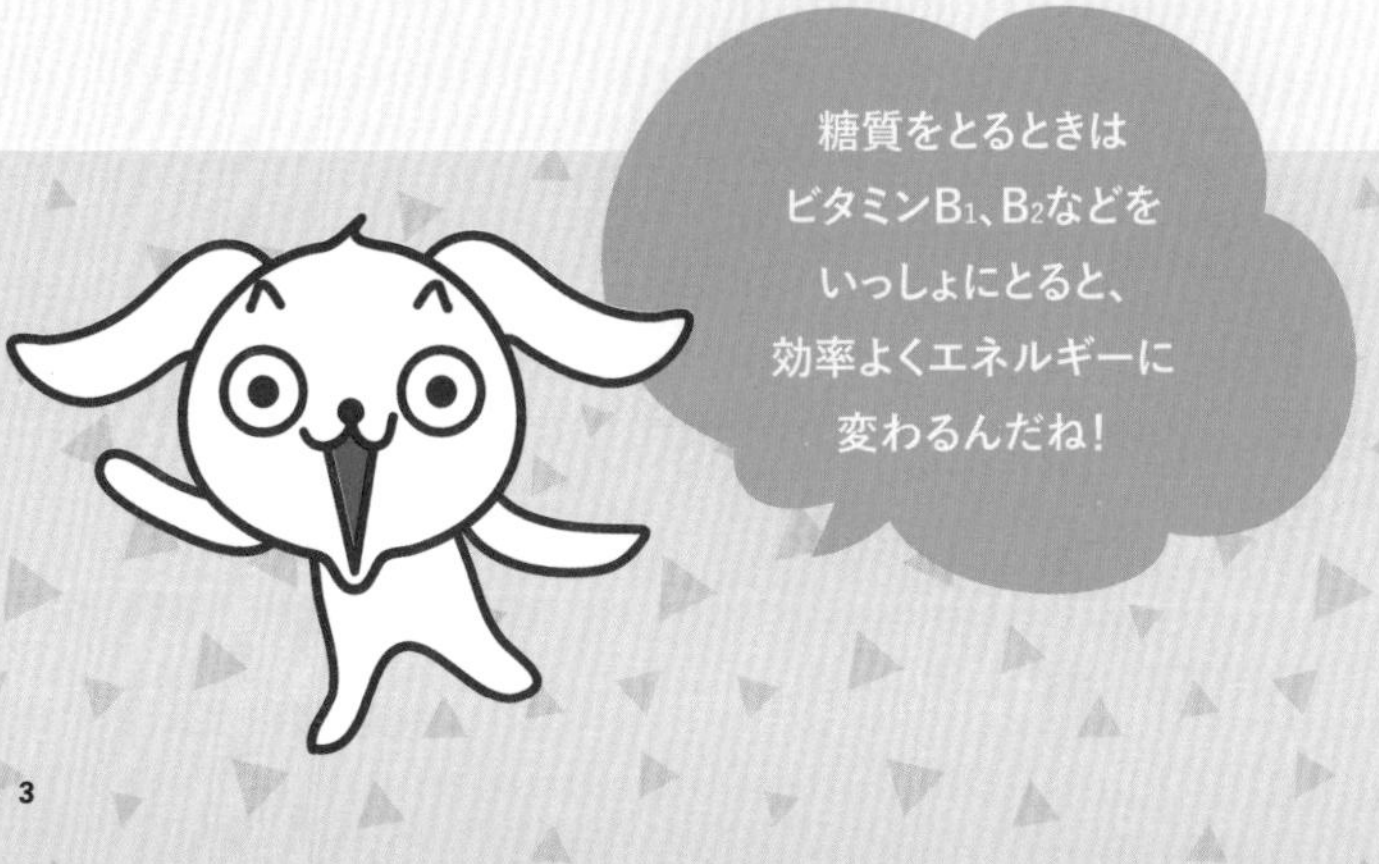
糖質をとるときは
ビタミンB_1、B_2などを
いっしょにとると、
効率よくエネルギーに
変わるんだね！

腸のゴミをゴソッとかき出す！ 食物繊維コンビ

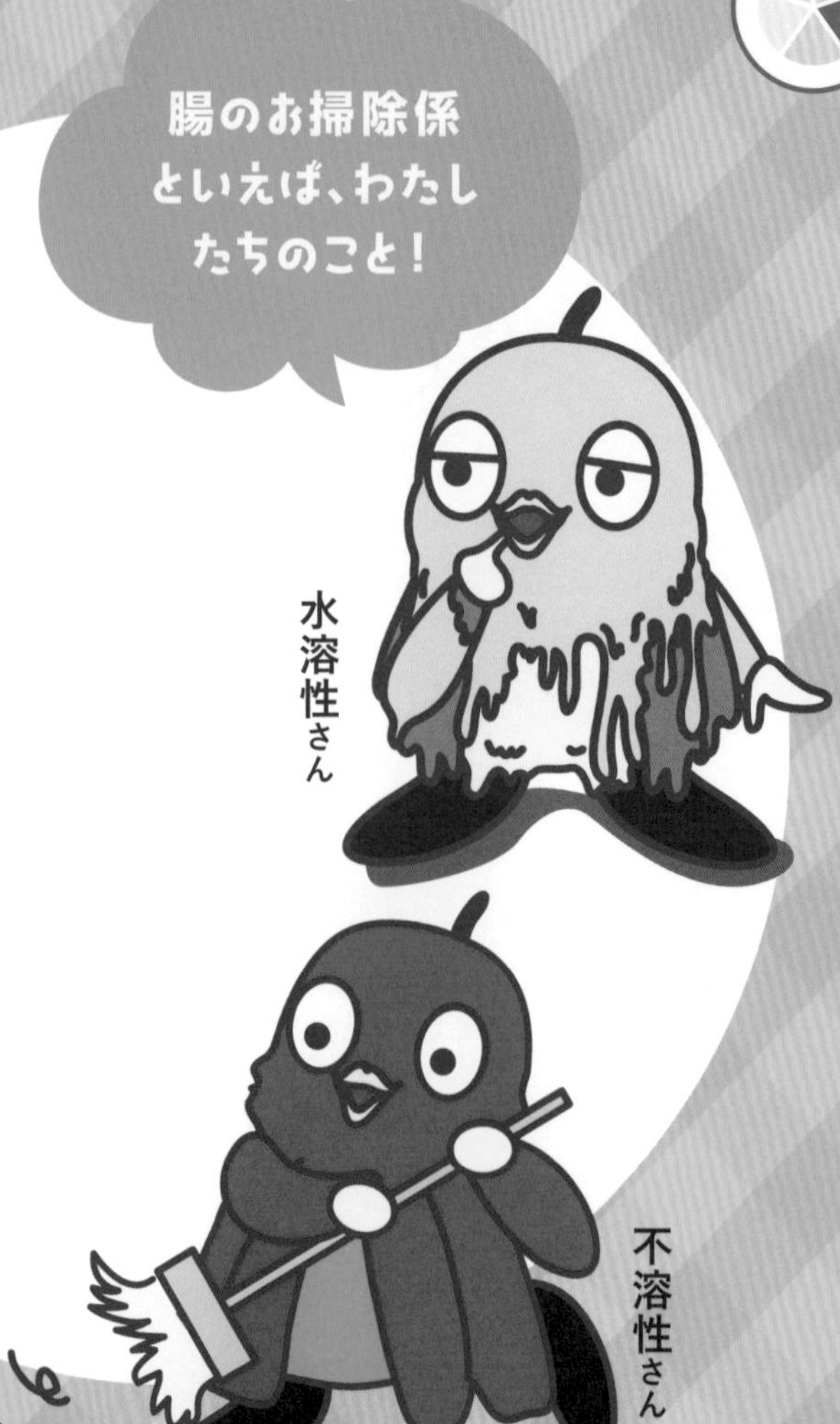
腸のお掃除係といえば、わたしたちのこと！
水溶性さん
不溶性さん

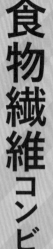

生息地

水溶性さん	オクラ　長いも　こんにゃく　りんご　モロヘイヤ　ごぼう
水溶性さん・不溶性さん	大豆　さつまいも
不溶性さん	きのこ類（きくらげ、干ししいたけなど）　そば　玄米

わたしたちのお仕事は、からだの中のお掃除！
腸の中をきれいにして、肌荒れや病気を防ぐよ。

わたしたちは腸の中にいる善玉菌の
エサにもなるんだよ。

不溶性食物繊維は便通を促すし、
水溶性食物繊維は
よぶんな栄養素の吸収を防ぐんだ。

どんな栄養素？

わたしたちは、腸の中をいつもピカピカにしているお掃除係だよ。**大豆やきのこ類に入っているのは、水に溶けない不溶性食物繊維。腸のゴミをタワシのようにかき出すのが得意なんだ。オクラや長いもには、水に溶ける水溶性食物繊維がたくさん！ネバネバとしたからだで食べたものをつつみ、吸収したあとの腸のゴミをツルッと出せるようにしているよ。**

腸にゴミがたまるとそこで毒素ができてしまって、肌荒れや病気の原因にもなるから、掃除はとても大切なんだ。それに、わたしたちは善玉菌のエサになるこ

豆知識　腸をきれいにするなど重要なはたらきがある食物繊維は、五大栄養素に続く栄養素として「第六の栄養素」と呼ばれる。

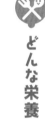

とで、腸内の環境をよくしているよ。

　ほかにも、不溶性食物繊維は水を吸収してふくらむことで、便通を促すことができる。水溶性食物繊維は食べものをつつみこむことで、よぶんな栄養素の吸収を防ぐから、生活習慣病になりにくくすることができるんだ。

不足すると…

　わたしたちが足りなくなると、便秘をおこすだけじゃなく、痔になることもあるんだって。おまけに、腸に残ったものから毒素がつくられて、肌が荒れたり、オナラがくさくなったりするよ……。それに、がんなどの病気の原因になることも。だから、ふだんからわたしたちをしっかりとることをこころがけてほしいな。

　わたしたちは和食に多く含まれるから、煮物などを食べるようにするといいよ。煮物なら野菜などのかさが減って、たくさん食べられるからね。

とりすぎると…

　からだにいいからって、サプリメントなどでとりすぎるのは考えもの。**鉄や亜鉛などのミネラルが吸収されにくくなってしまうし、下痢になることもあるよ。**ほどよくとって、ピカピカな腸を保とう。

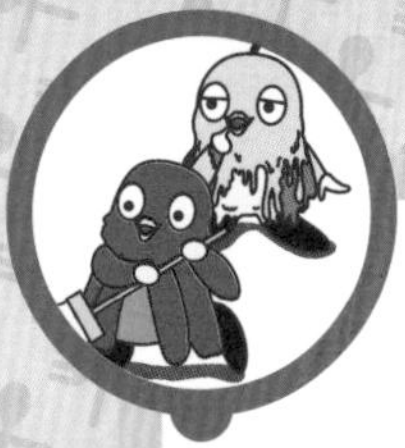

知りたい！栄養素

食物繊維と糖質は炭水化物の仲間

炭水化物は三大栄養素の１つだってことは知ってるよね。じゃあ、この炭水化物を大きく分けると、糖質と食物繊維に分けられるって知ってた？　昔は「ほとんどの糖質は、からだに吸収されてエネルギー源になるが、食物繊維は吸収されない」と考えられていたけど、実は食物繊維も、ちょっとだけエネルギー源になるんだよ。

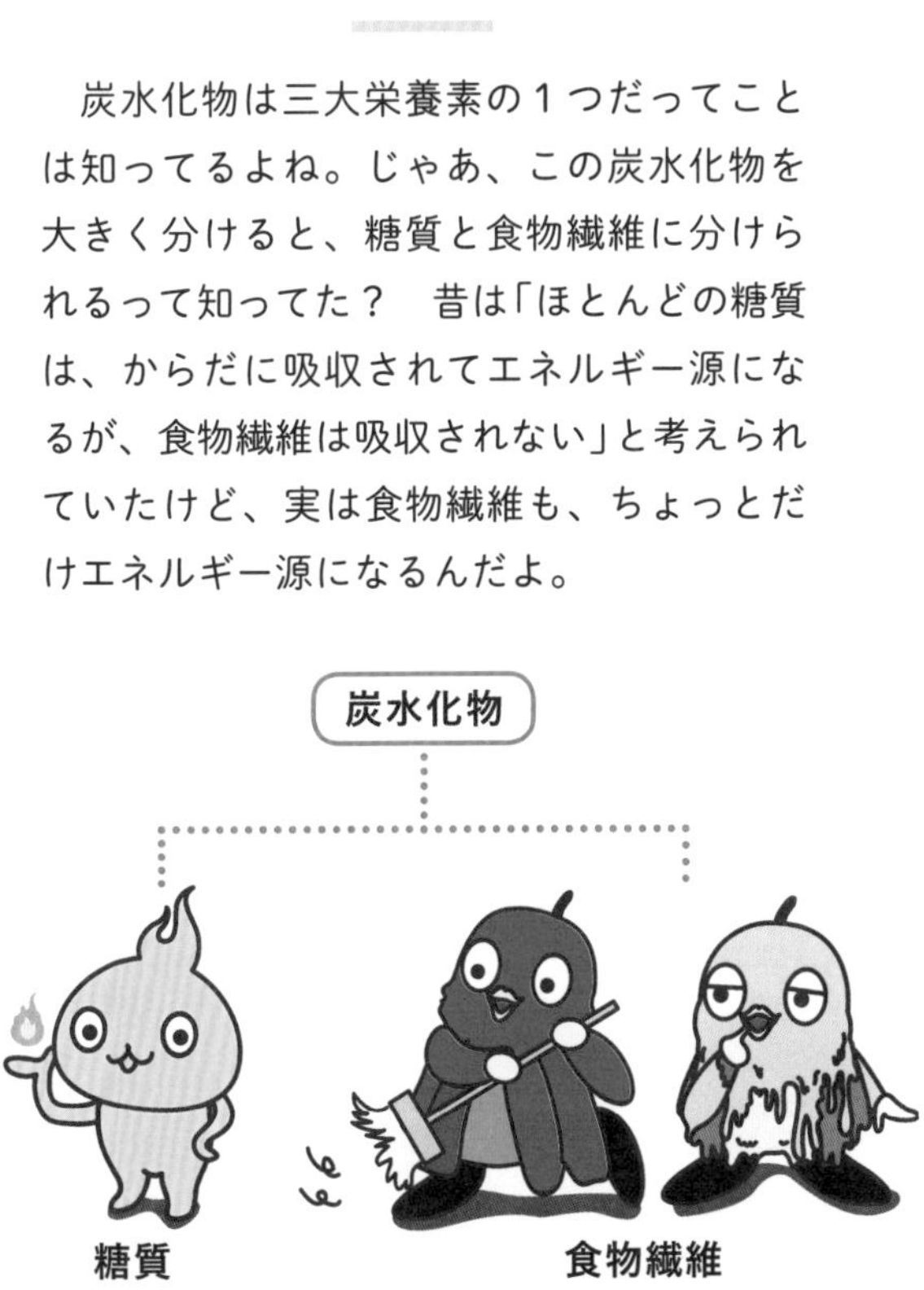

脂質ちゃん

パワフルにエネルギーを生み出す！

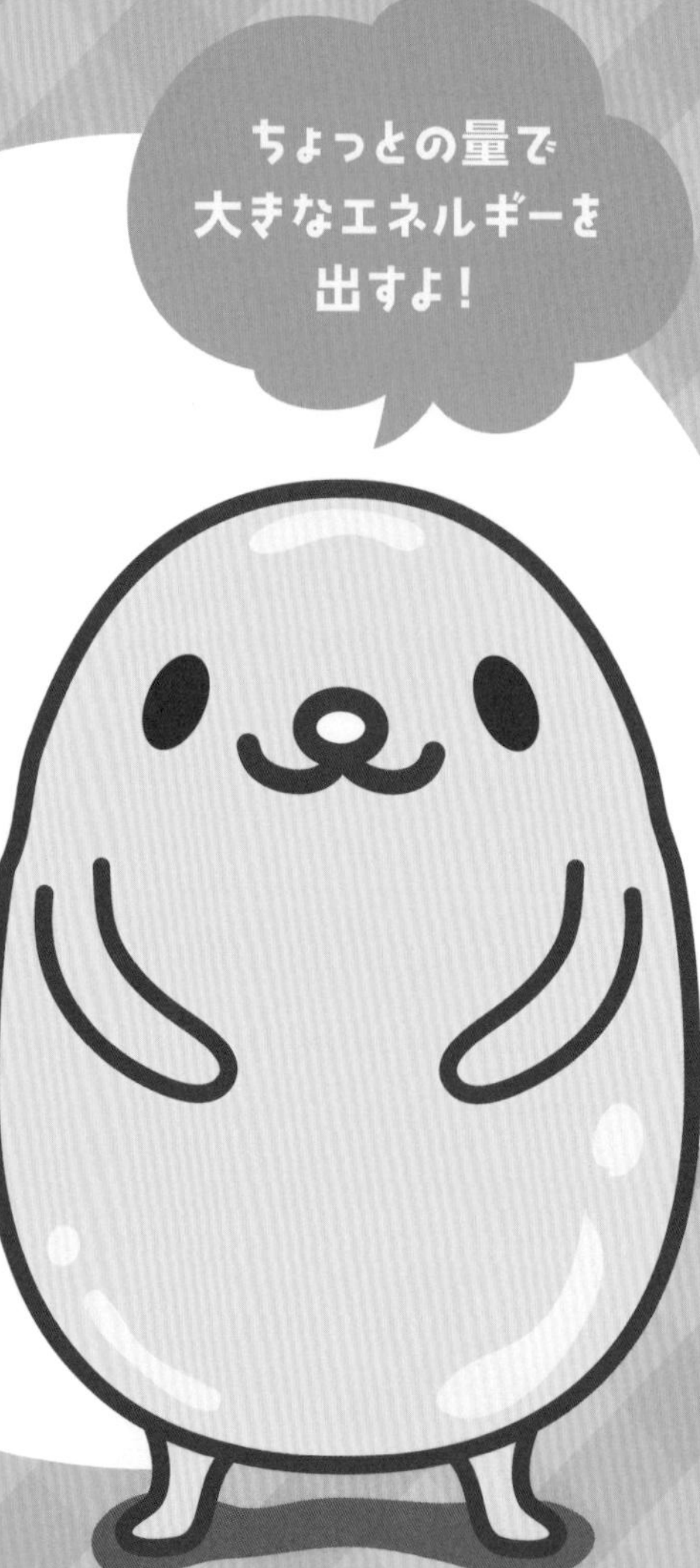

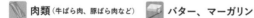

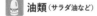

生息地

- **肉類**（牛ばら肉、豚ばら肉など）
- **バター、マーガリン**
- **油類**（サラダ油など）
- **ナッツ類**（アーモンド、ピーナッツなど）
- **魚類**（まぐろ、さんまなど）
- **卵**
- **チーズ**

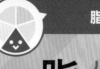

ぼくは、とってもたくさんのエネルギーを
生み出すことができるんだよ。
からだのエネルギー源ともいえるんだ。

ぼくのプルンプルンのからだは、
骨や筋肉を守るクッションにもなっているよ。

ぼくをとりすぎるのは、
肥満の原因になるから気をつけてね！

どんな栄養素？

ぼくは三大栄養素の1つ、脂質だよ。ぼくには、中性脂肪と呼ばれるものと、コレステロールと呼ばれるものがいるんだけれど、からだの中の脂質は、ほとんどが中性脂肪なんだ。

中性脂肪の特徴は、なんといってもそのパワフルさ！ 糖質の2倍以上（1グラムあたり9キロカロリー）のエネルギーを生み出すことができるよ。

それに中性脂肪は、エネルギー不足になったときのために、体脂肪としてからだに貯えることができるんだ。腕やお腹をさわるとプニプニと柔らかいのも、中

豆知識	脂質とは、中性脂肪やコレステロールなどの総称。

性脂肪が貯えられているから。骨や筋肉、内臓を守るクッションの役割も果たしているんだよ。

ほかにも中性脂肪には、油で溶けるビタミンの吸収を助けるはたらきがあるよ。

コレステロールは、無数にある人間の細胞にかかわるなど、大切なはたらきをしているんだ。36ページで詳しく紹介しているから、見てみてね。

不足すると…

ダイエット中だからといって、ぼくを全然食べないでいると、いったいどうなると思う？ **エネルギー源になる中性脂肪が減ってしまうから、疲れやすくなってしまうよ。それにエネルギーを補うために、タンパク質や糖質をたくさん食べることになるから、かえって大食漢になる可能性だってあるんだ。**

毛嫌いしないで、ぼくのこともきちんととってね。

とりすぎると…

ぼくをとりすぎると、もちろん肥満になってしまうよ。**体脂肪がたまりすぎることで、生活習慣病にかかりやすくもなるんだ。**注意してね！

なかよし栄養素

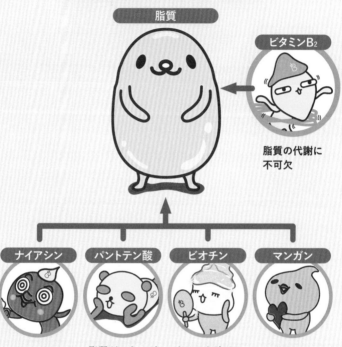

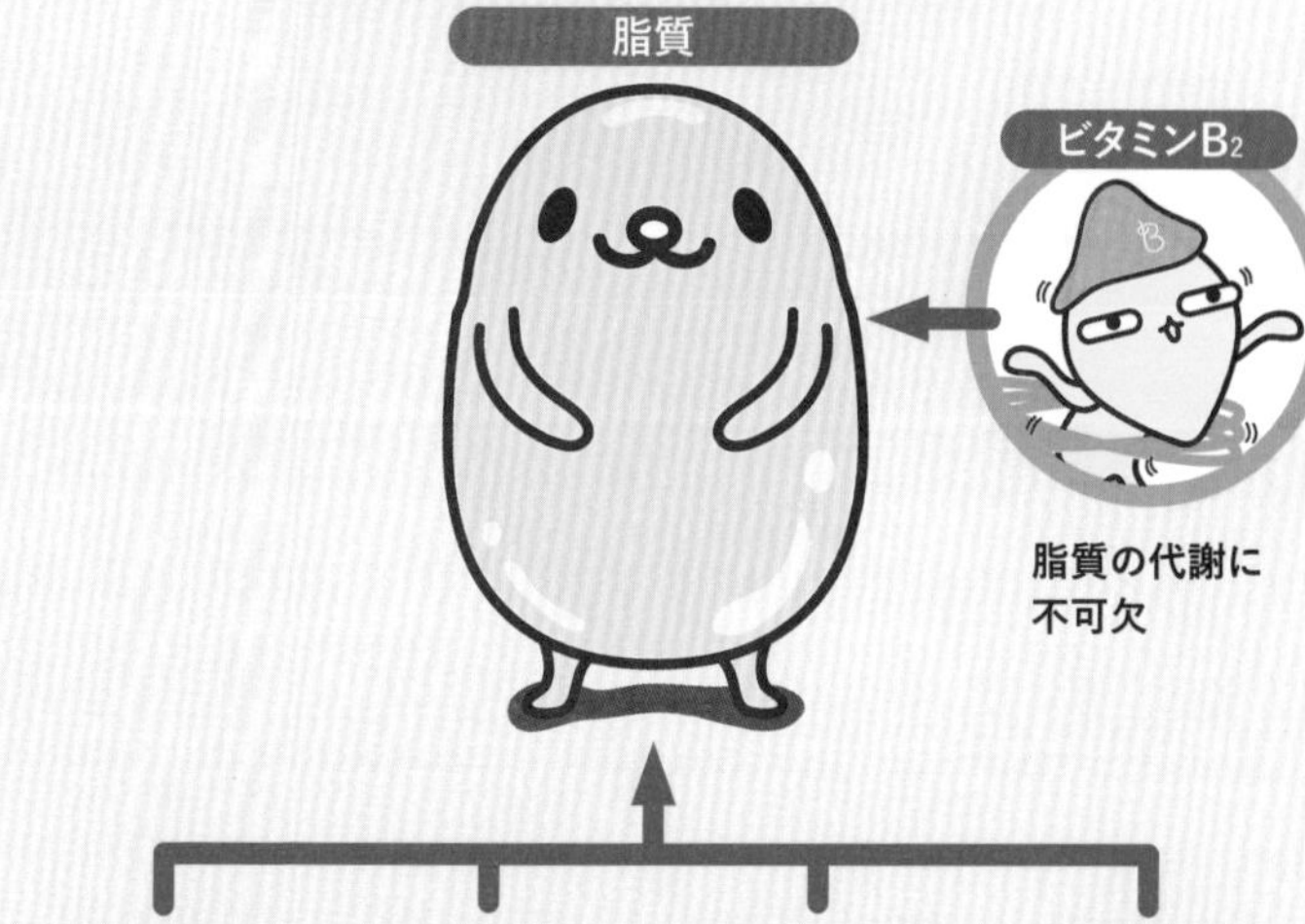
脂質
ビタミンB2
脂質の代謝に不可欠
ナイアシン
パントテン酸
ビオチン
マンガン
脂質がエネルギーになるのを助ける

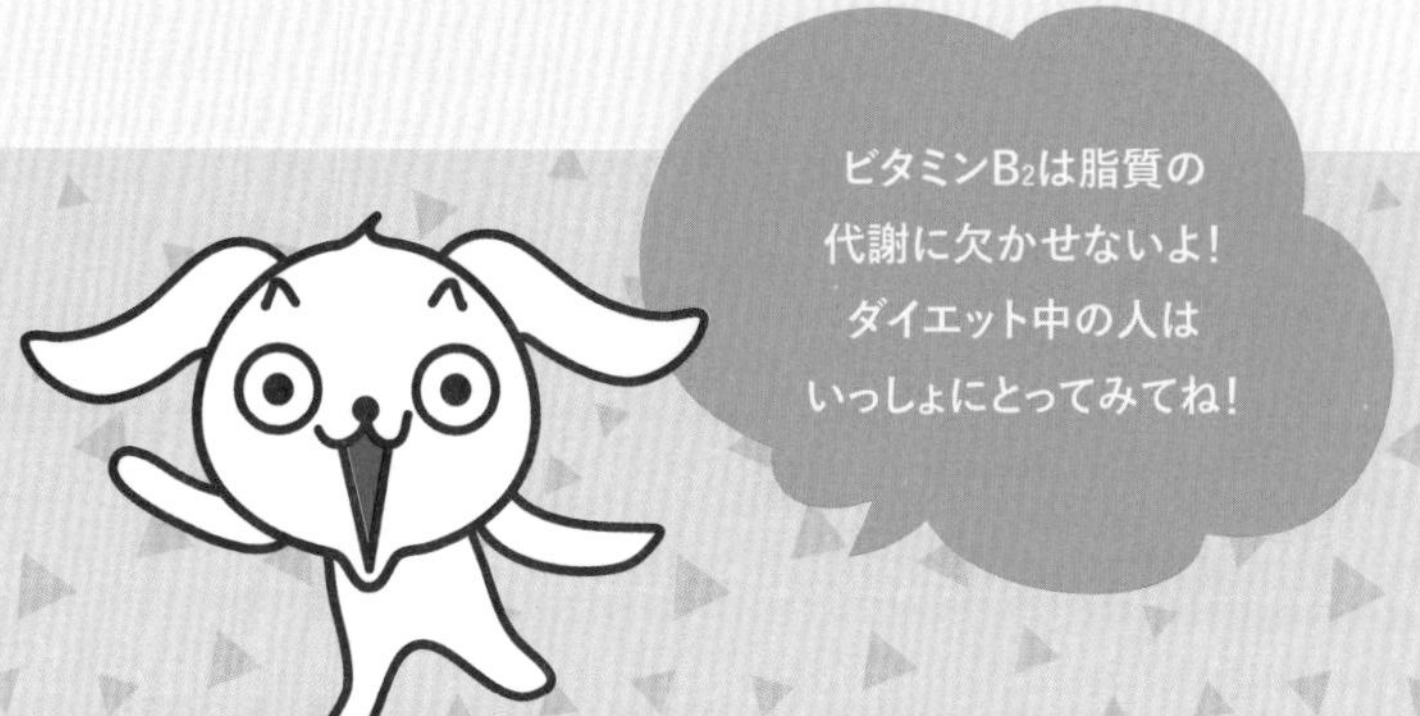
ビタミンB2は脂質の代謝に欠かせないよ! ダイエット中の人はいっしょにとってみてね!

脂肪酸トリオ

血液をドロドロにしたり、サラサラにしたりする

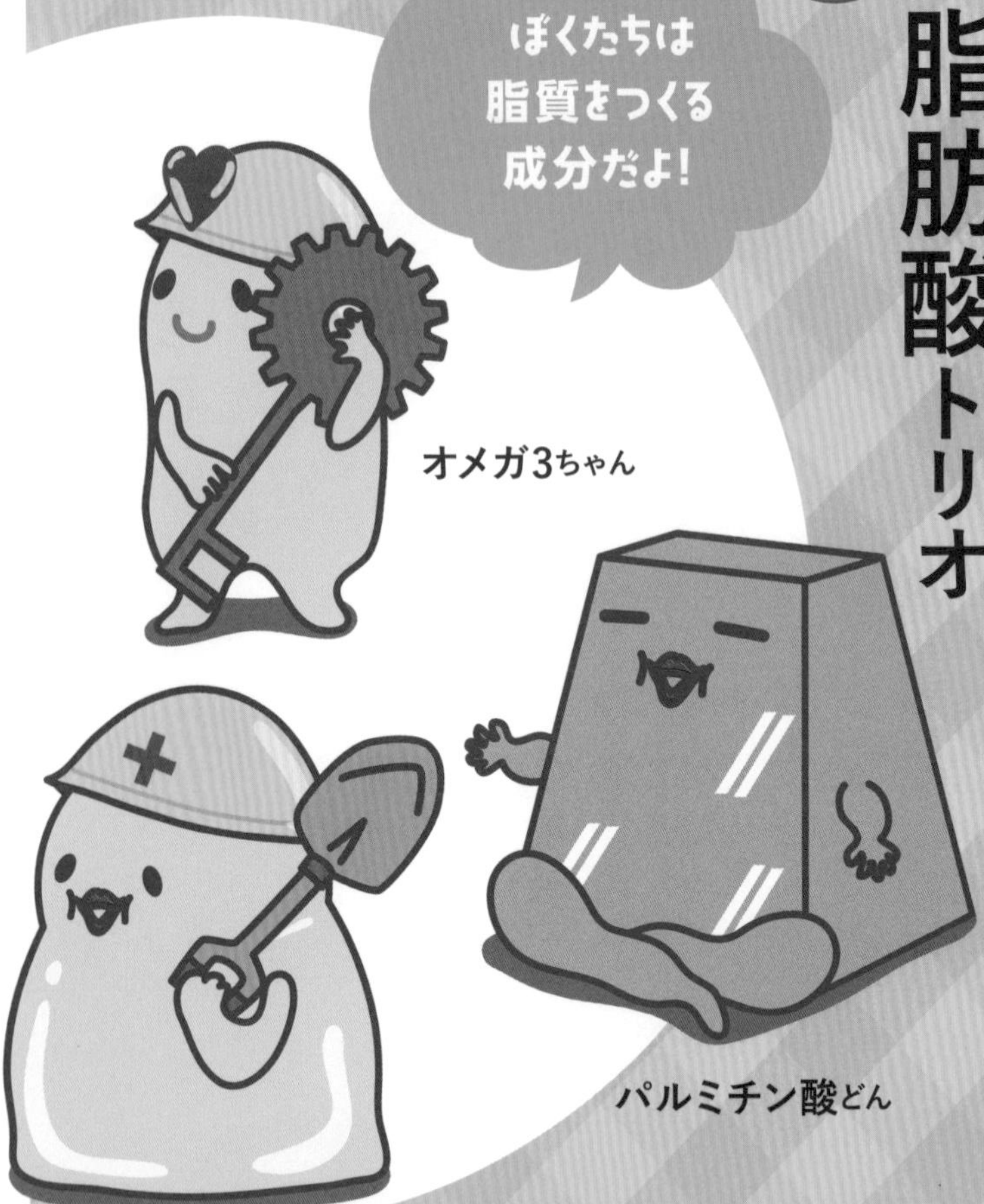
ぼくたちは
脂質をつくる
成分だよ!
オメガ3ちゃん
パルミチン酸どん
オメガ6ちゃん

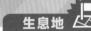

生息地

パルミチン酸どん	肉の脂身 / バター / 卵	
オメガ6ちゃん	油類（ひまわり油、大豆油、ごま油など）	くるみ
オメガ3ちゃん	青背の魚（まぐろ、さばなど）	油類（しそ油、えごま油など）

**パルミチン酸は飽和脂肪酸の仲間。
大切なエネルギー源だけど、
血液の中のコレステロールを増やしてしまうよ。**

**オメガ6とオメガ3は不飽和脂肪酸。
血液のよぶんな中性脂肪やコレステロールを
減らすために、がんばっているよ。**

**どちらもとりすぎれば肥満のもとだけど、
不足するとさまざまな病気になってしまうよ。**

どんな栄養素？

ぼくたち脂肪酸は、脂質の材料の1つなんだ。脂肪酸は大きく分けると、飽和脂肪酸と不飽和脂肪酸という2つのタイプに分けられるんだよ。

飽和脂肪酸の1つであるパルミチン酸には、血液中のコレステロールを増やすはたらきがあるんだ。コレステロールは、全身にある細胞をおおう細胞膜の材料になる大切なもの。血管が丈夫でしなやかなのも、細胞膜のおかげなんだよ。

でも、コレステロールがあまっちゃうと、からだに悪い影響が出るんだ。**そこで活躍するのが不飽和脂肪酸の仲間のオメ**

ガ6やオメガ3。これらはコレステロールや中性脂肪の量を減らして、血液をサラサラにしてくれるよ。

不足すると…

ふつうの食事をしていれば、オメガ6が不足することはないよ。**オメガ3は不足しやすく、皮ふ炎や集中力低下がおこることがあるんだ。パルミチン酸が不足することもないけど、もし不足すると、血管が弱くなり脳出血がおこることも。**

オメガ6は植物性脂肪、オメガ3は魚油、パルミチン酸は動物性脂肪に、それぞれ多く含まれているよ。

とりすぎると…

食事のときに、ついついとりすぎてしまいがちなのがパルミチン酸などの飽和脂肪酸。とりすぎると、血液の中のコレステロールが増えて血管がつまり、動脈硬化などを引きおこしてしまうこともあるんだ。

オメガ6やオメガ3だって、れっきとした脂肪酸。とりすぎは肥満のもとだから気をつけないといけないよ。とくにオメガ6をとりすぎてしまうと、悪玉コレステロールといわれるLDLだけじゃなく、善玉コレステロールのHDLまで減らしてしまう。それに、アレルギーの症状を悪化させることもあるんだ。

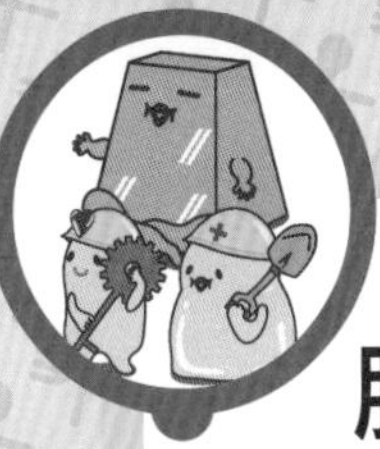

知りたい！栄養素

脂肪酸を結びつける グリセリン

脂肪酸は脂質の代表である中性脂肪のおもな材料となる大切な成分なんだ。脂肪酸には、パルミチン酸、オメガ6やオメガ3のほかにも、さまざまな種類があるよ。そのうち、2～3つの脂肪酸をグリセリンという物質が結びつけるんだ。これが中心となって、中性脂肪ができあがるんだよ。

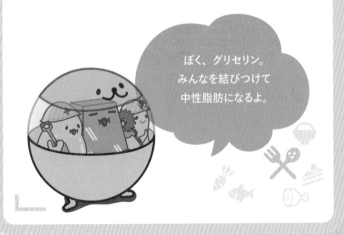

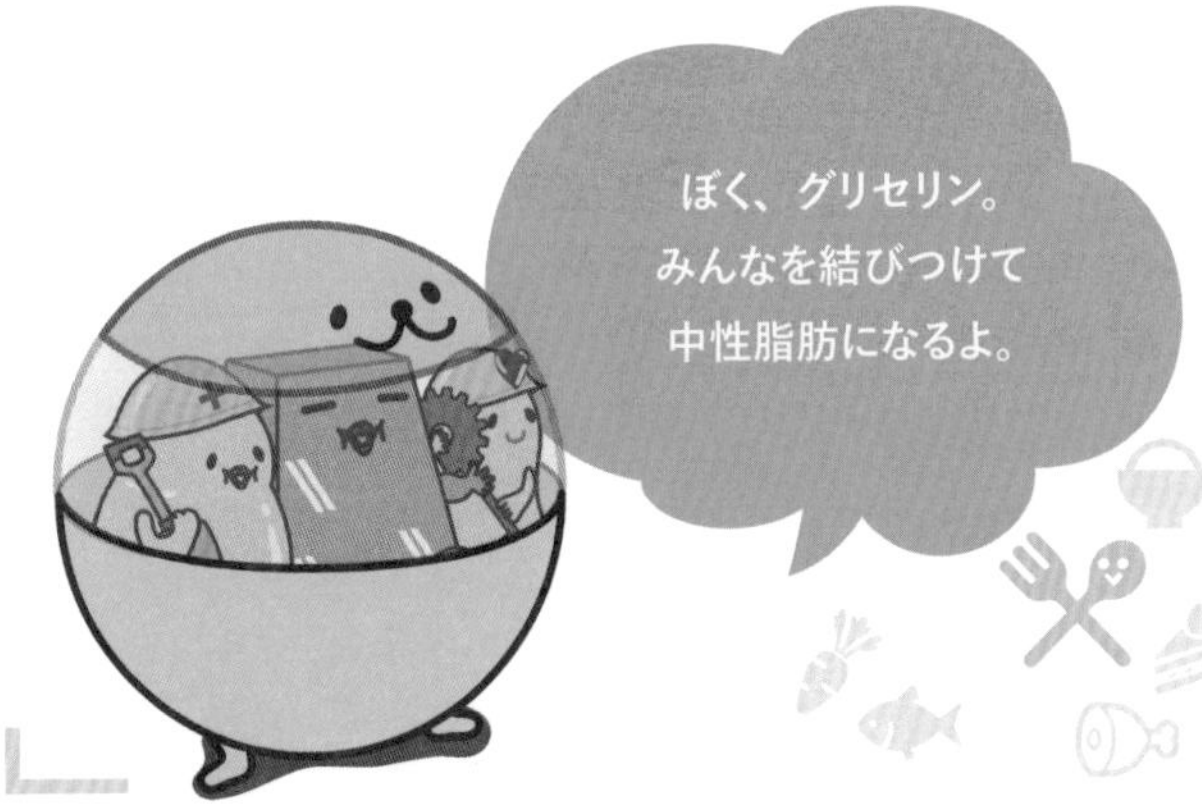
ぼく、グリセリン。
みんなを結びつけて
中性脂肪になるよ。

コレステロールを運ぶ！ コレステロール兄弟

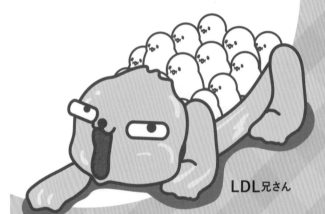

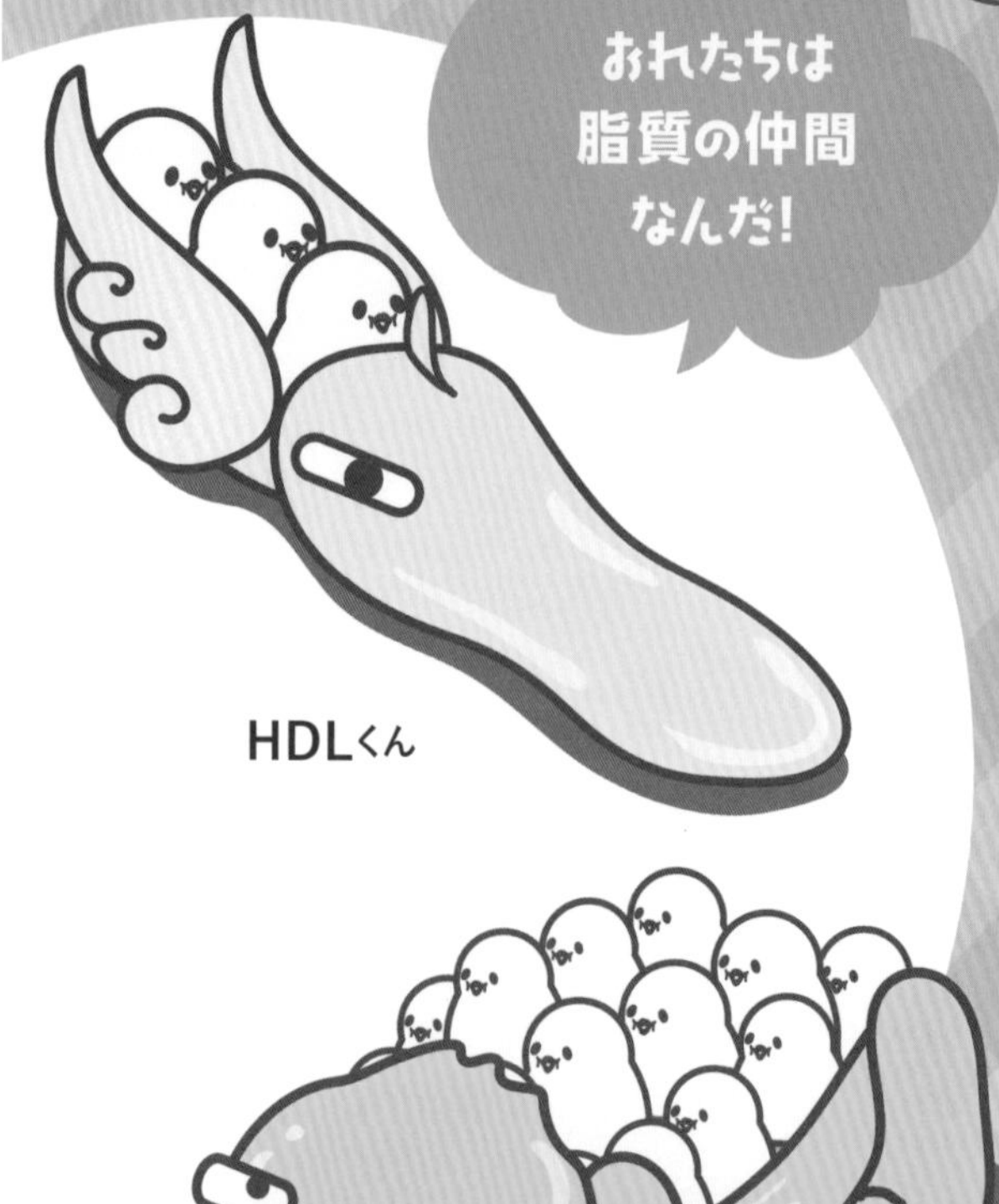
おれたちは
脂質の仲間
なんだ！
HDLくん
LDL兄さん

生息地

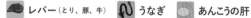

卵　レバー（とり、豚、牛）　うなぎ　あんこうの肝
魚卵（すじこ、たらこなど）

コレステロールというと悪いイメージがあるけれど、からだにとって欠かせない栄養素なんだ。

肝臓から血液に乗ってコレステロールを全身に届けるLDL。「悪玉コレステロール」と呼ばれているけど重要な役割を果たしているんだ。

からだの中のあまったコレステロールを血液に乗って回収するHDL。「善玉コレステロール」とも呼ばれるよ。

どんな栄養素？

コレステロールって、「なんだかからだによくないもの」っていうイメージをもってないかい？　それは大きな誤解だぞ。**全身にある細胞膜も、脂肪を消化・吸収するために必要な胆汁も、男性らしい体をつくる男性ホルモンや、女性らしい体をつくる女性ホルモンも、みんなコレステロールからできている。**コレステロールは生きていくために欠かせない栄養素なのさ。

おれたちＬＤＬとＨＤＬの役割は、そんなコレステロールを全身に運ぶこと。コレステロールはからだ中で使われているから、ＬＤＬが肝臓から血液に乗って必要なところに届けているんだ。ＨＤＬは体内をめぐり、あまったコレステロールを回収して肝臓にもどしているぞ。

不足すると…

健康なからだをつくるために、コレステロールは欠かせない栄養素だ。**もし足りなくなったら、血管が弱くなって出血しやすくなるなど、さまざまなところに不調が出るぞ。**

でも、実はコレステロールは食べものから摂取するだけじゃなく、からだの中でもつくられているんだ。だから、不足する心配はあまりいらないな。

とりすぎると…

おれたちは、からだの中でもつくられているのに、現代人は多くの肉を食べるから、おれたちをとりすぎてしまうんだ。

おれたちをとりすぎると、ＬＤＬが増えることが多い。そうなると、血液中のコレステロールが増え、血管の壁にたまって血管がつまりやすくなる。つまった場所が脳なら脳梗塞、心臓なら心筋梗塞になってしまうぞ。だから、ＬＤＬは「悪玉コレステロール」なんて、イヤな呼ばれ方をしている。血管の壁のコレステロールを回収するＨＤＬは反対に「善玉コレステロール」と呼ばれているぞ。

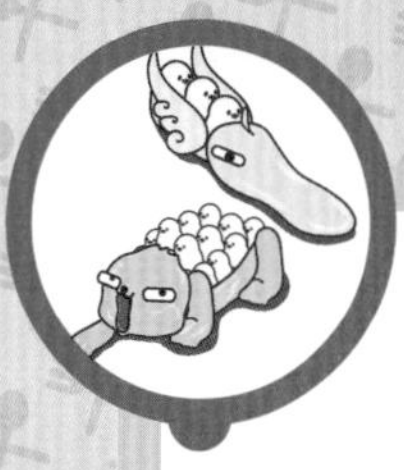

血液中のコレステロールの姿

脂質の一種のコレステロールは、水に溶けない。だから、コレステロール単独では血液中を移動できないんだ。そこでコレステロールは、HDLやLDLの一部になることで、血液の中を移動しているぞ。

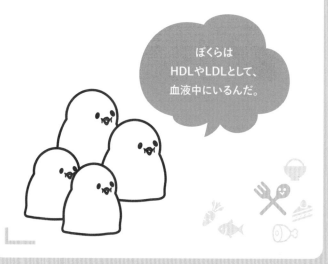

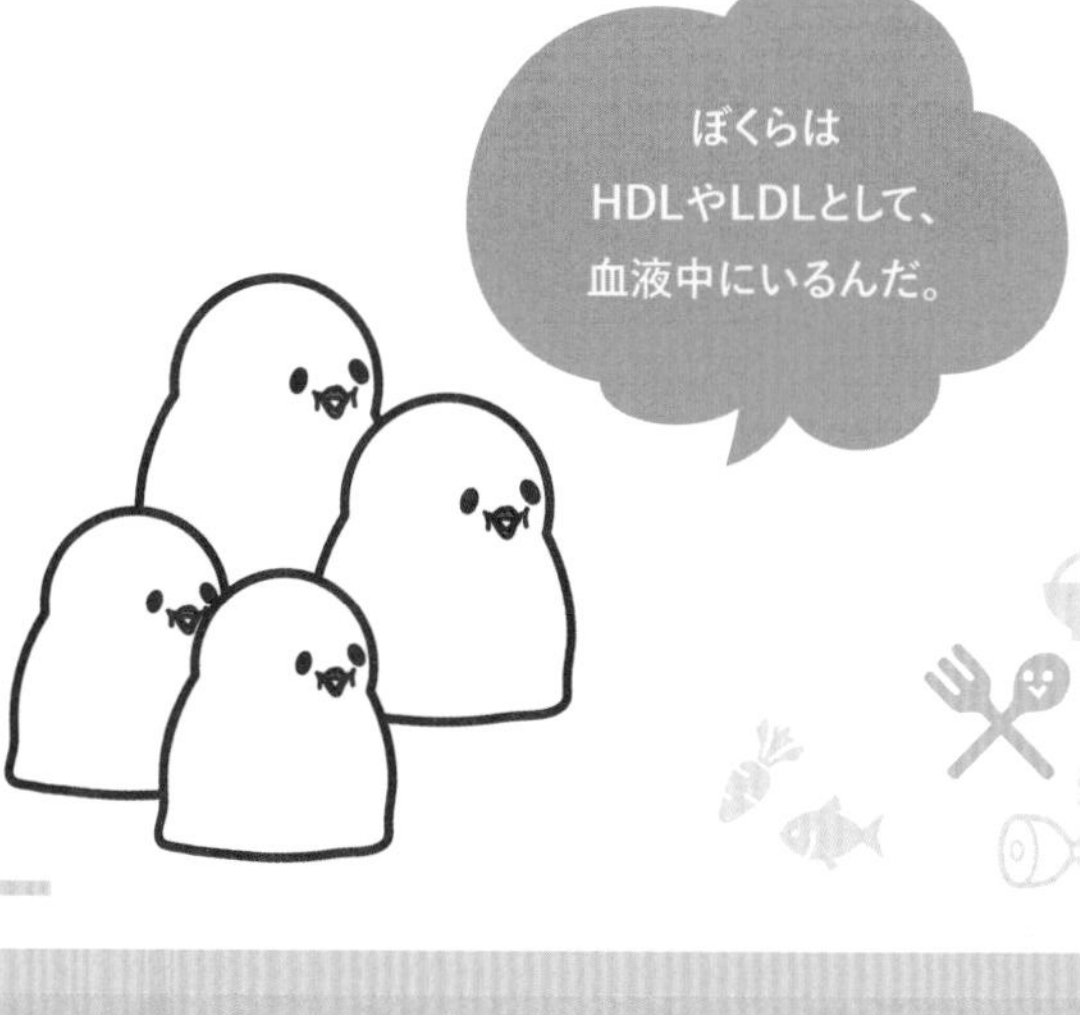
ぼくらは
HDLやLDLとして、
血液中にいるんだ。

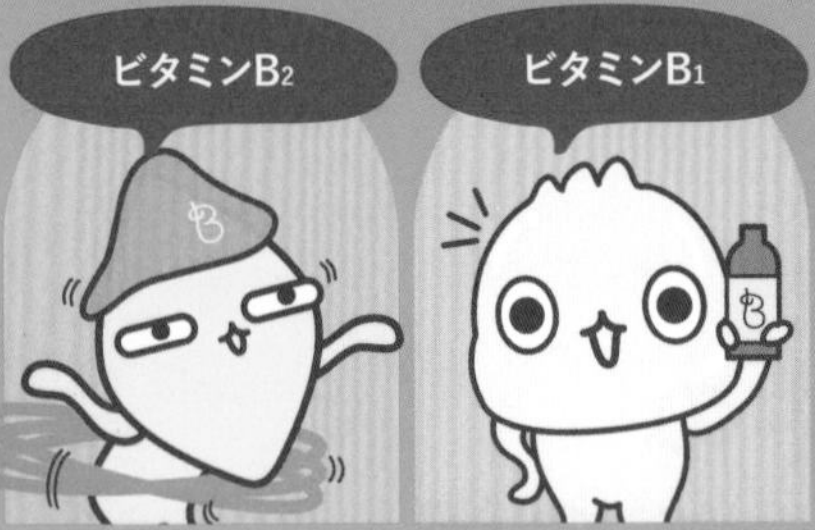
ビタミンB1
ビタミンB2

第2章 ぼくたちがビタミン

三大栄養素がきちんとはたらくためのサポートをするのが、ぼくたちビタミンの仕事だよ！　からだをつくる材料やエネルギーそのものにはならないけれど、三大栄養素などがスムーズに仕事をするには、ぼくたちが欠かせないんだ。ここではからだに必要なビタミン13種類を紹介するね。

ビタミンは、熱に弱くて水に溶ける「水溶性ビタミン」と、熱に強くて油に溶ける「脂溶性ビタミン」の2つに分けられるんだ。水溶性ビタミンは、ビタミンB_1、ビタミンB_2、ナイアシン、パントテン酸、

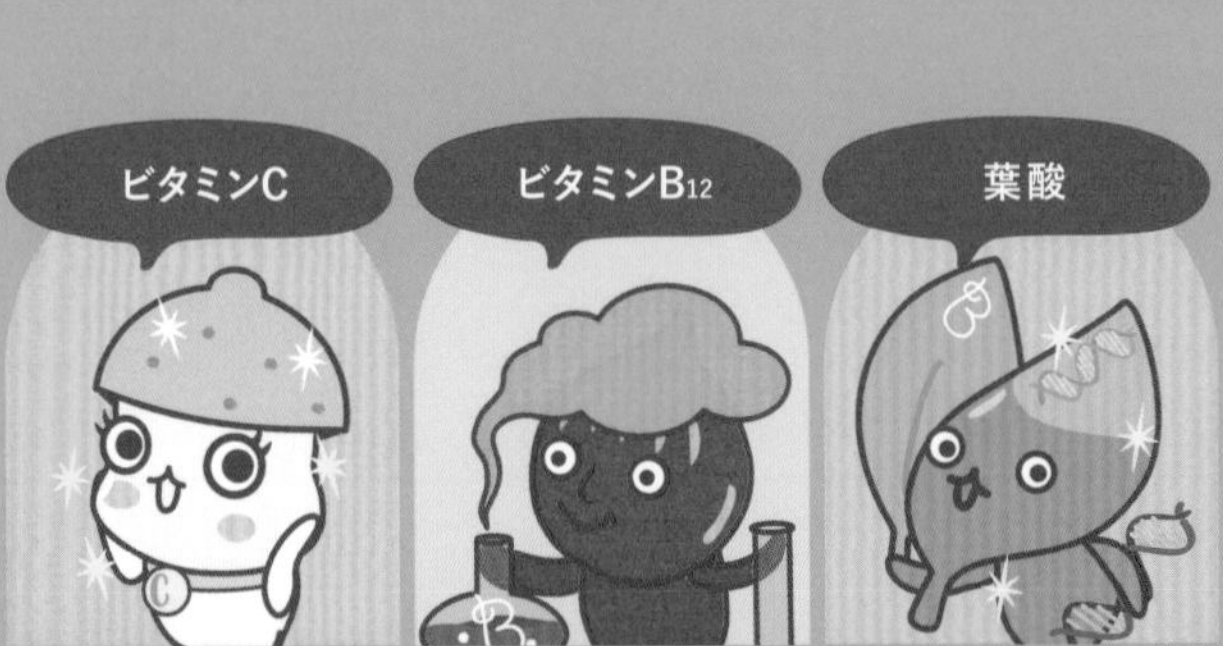
葉酸
ビタミンB12
ビタミンC

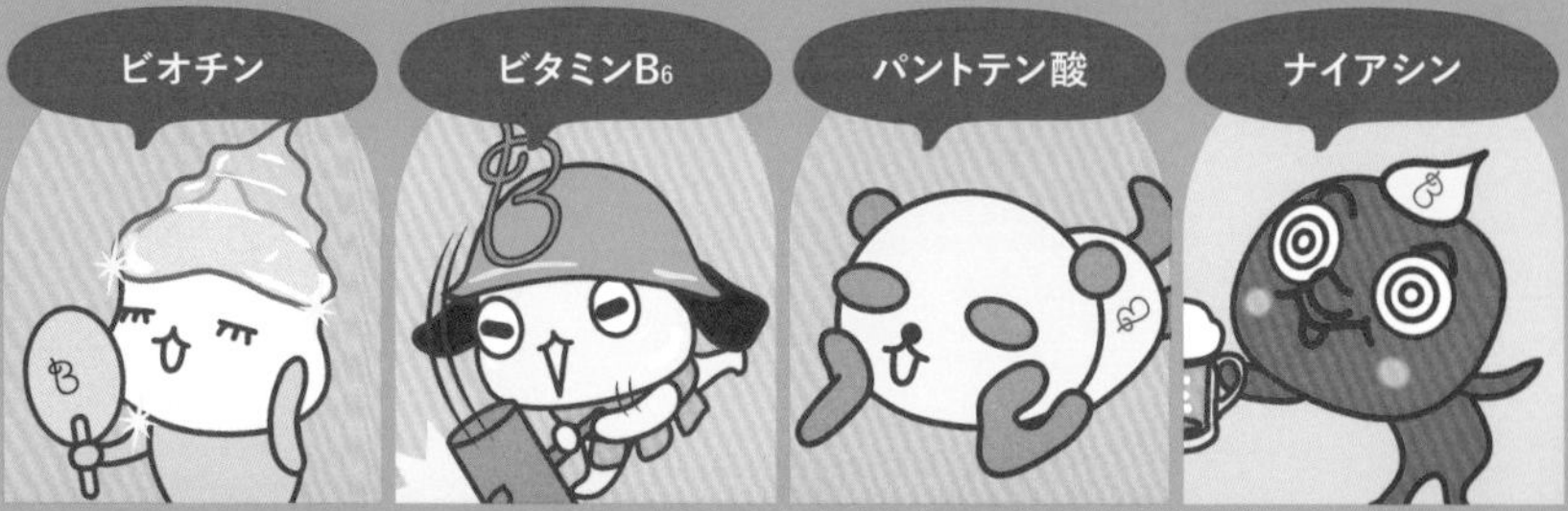

ビタミンB_6、ビオチン、葉酸、ビタミンB_{12}、ビタミンCの9種類。たくさんとってもからだの中に貯めておくことができないから、必要な分以外はそのつど捨てられてしまうよ。

いっぽうで脂溶性ビタミンである、ビタミンA、ビタミンD、ビタミンE、ビタミンKは、からだに貯えることができるんだ。でも、あまりに多くとりすぎちゃうと中毒をおこすこともあるから、注意してほしいな。

からだにとって必要なビタミンの量はほんの少しだけど、もし不足してしまったら、からだのあちこちで問題がおこってしまうんだ。それに、からだの中でつくることができなかったり、つくれても量が少なかったりするものも多いから、食べものからこまめにとるように意識してね。

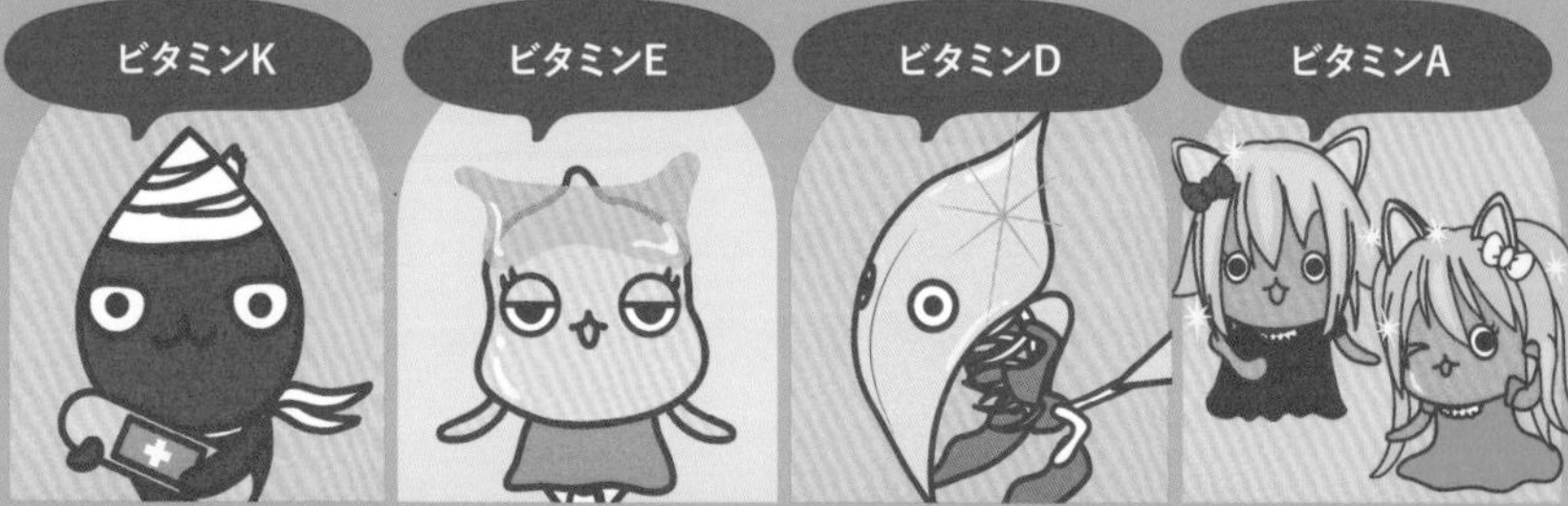

疲れを回復させる!
ビタミンB_1くん

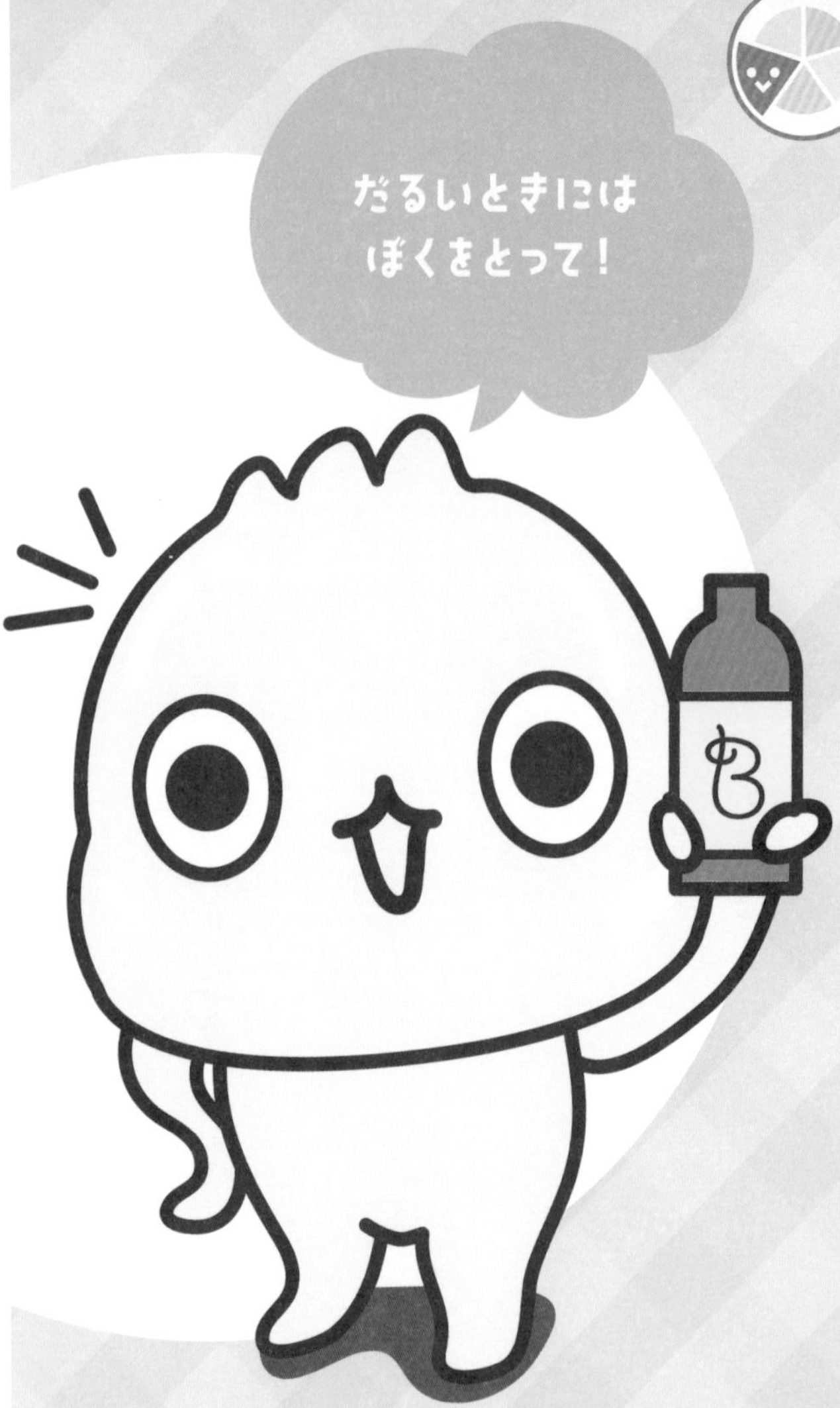
だるいときには
ぼくをとって!

生息地

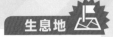

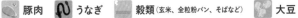

豚肉　うなぎ　穀類（玄米、全粒粉パン、そばなど）　大豆
大豆製品（豆腐など）　ごま　豆もやし　くり　そら豆

**ぼくの能力は、
からだの疲れをとって回復させること！
だるいときは、ぼくで元気になってね。**

**糖質をエネルギーに変えるのも、ぼくの特技。
ぼくが糖質を助けているんだ。**

**ぼくが不足すると、
脚気《かっけ》という病気になることもあるよ。
ふだんから十分な量をとるよう意識して！**

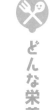

どんな栄養素？

ぼくには、たまった疲れをスッキリさせるはたらきがあるんだ！ 運動をすると、からだに乳酸という物質がたまって、疲れやだるさを感じるよ。そんなときに活躍するのがぼく！ ぼくが乳酸をエネルギーに変える手助けをすることで、疲れをとり除くことができるんだ。

それから、糖質をからだで使うエネルギーに変えるためのサポートをするのも、ぼくの大事な仕事。 ぼくが糖質をエネルギーに変えないと、あまった糖質は体脂肪に姿を変えてしまうんだ。もし、きみのまわりにスイーツ好きの人がいたら、

豆知識　ビタミンB_1はアルコールを分解してエネルギーに変えるために欠かせない栄養素でもある。

太らないためにはぼくが大事だってこと、ぜひ教えてあげてね。

このほかにも、脳や神経機能などをきちんとはたらかせるために、ぼくは欠かせない存在なんだ。もし、「脳のエネルギーになる糖質をちゃんととっているのに、なんだかイライラするし、ストレスがたまる！」と感じるなら、ぼくが足りていないのかもしれないね。

不足すると…

お菓子好きのみんなに、ぜひ気をつけてほしいことがあるんだ。それは、お菓子ばかり食べていると、ぼくが足りなくなってしまうということ。とくに、ごはんを食べずにお菓子ばかり食べている人は要注意！　糖質をエネルギーに変えることにばかり、ぼくが使われて、疲労回復のために必要な分がなくなってしまうこともあるんだ。**ボーッとする、なんだかからだがだるい、なんて症状が出たら、ぼくが不足しているサインだよ！**

また、ぼくが不足すると脚気《かっけ》という病気になることもあるんだ。脚気になってしまうと、心臓の機能が低下して足がむくんだり、神経に障害がおきて足にしびれが出たりするよ。重症になると、死んでしまうこともあるこわい病気なんだ。

なかよし栄養素

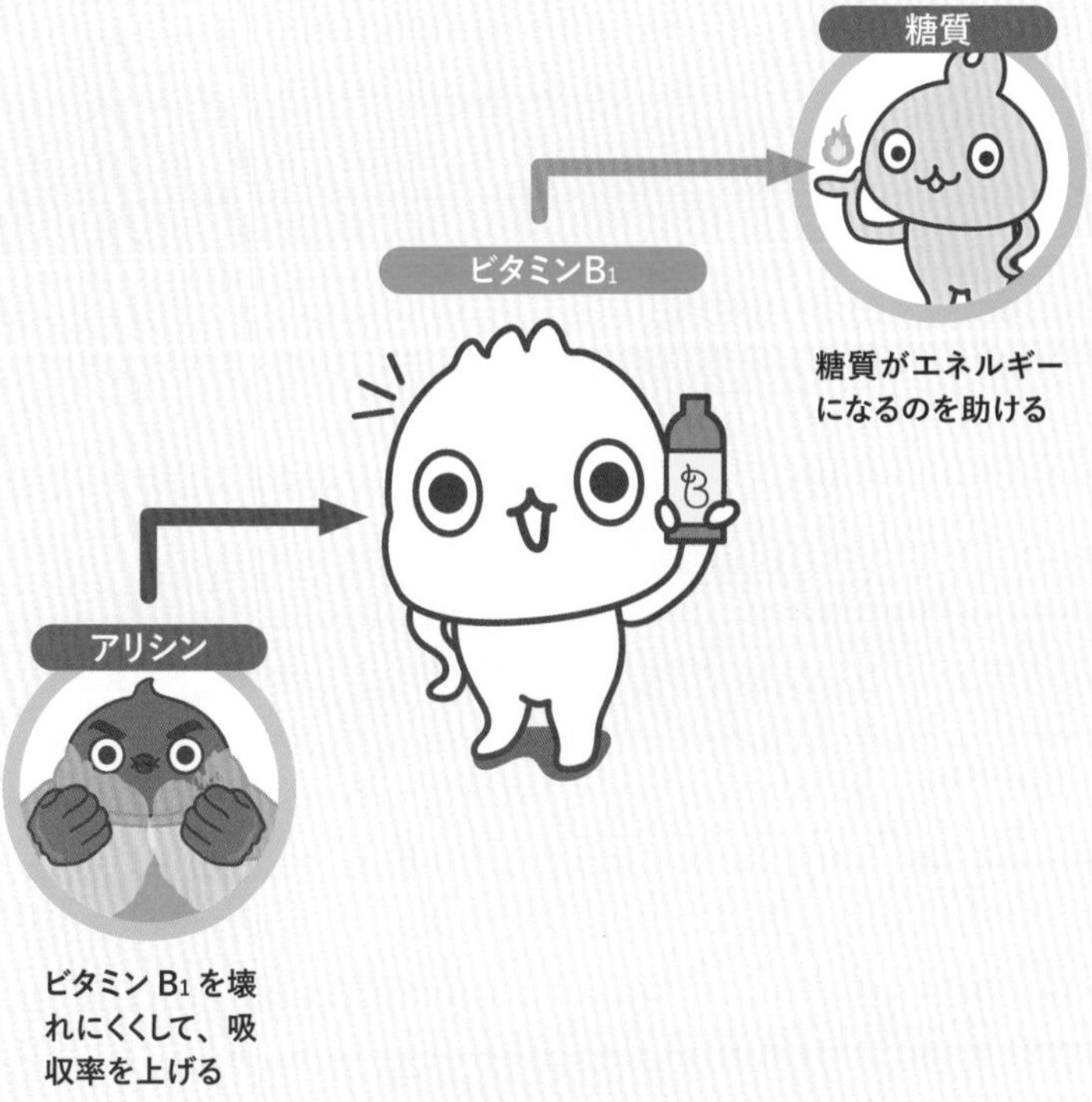
糖質
ビタミンB_1
アリシン
糖質がエネルギーになるのを助ける
ビタミンB_1を壊れにくくして、吸収率を上げる

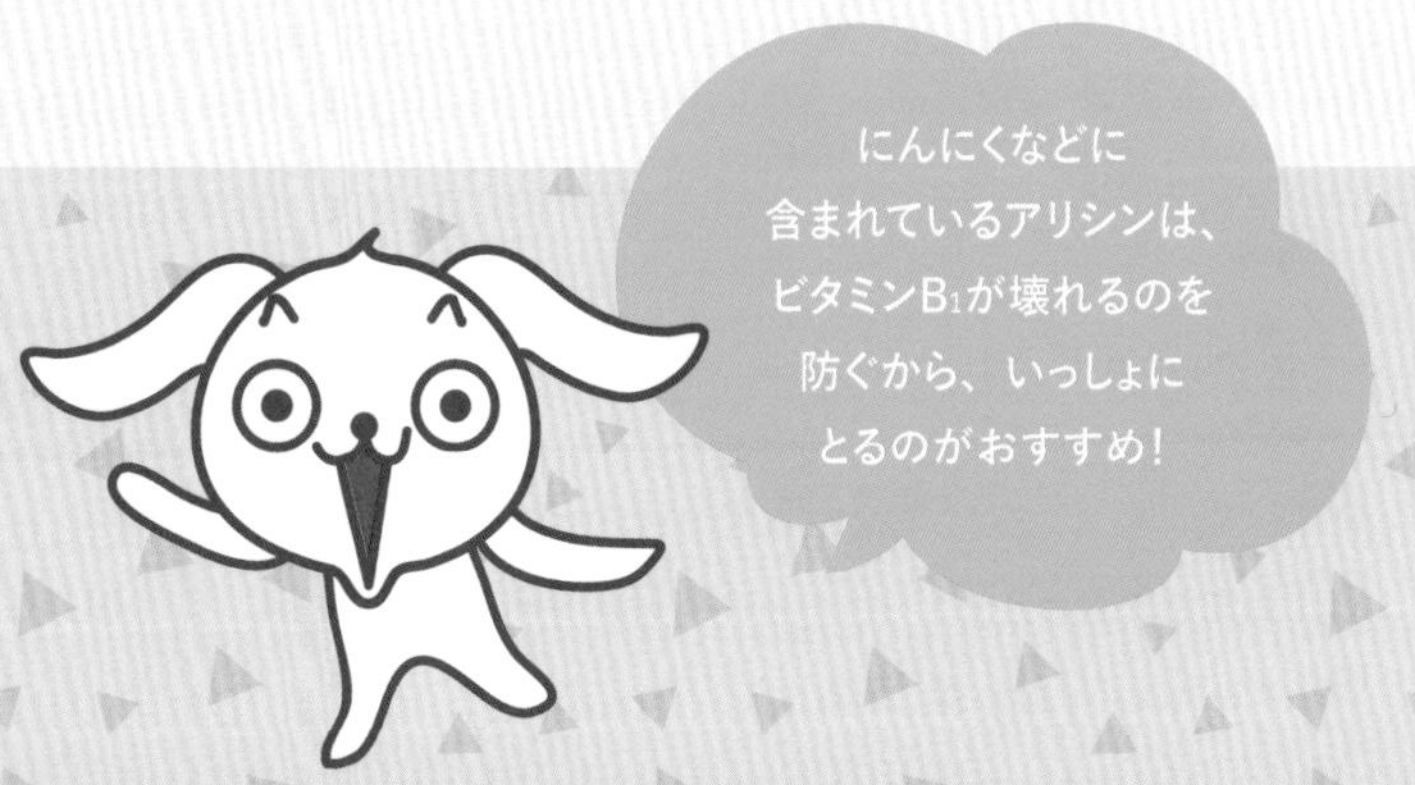
にんにくなどに
含まれているアリシンは、
ビタミンB_1が壊れるのを
防ぐから、いっしょに
とるのがおすすめ！

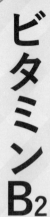

ダイエットの味方!
ビタミンB_2くん

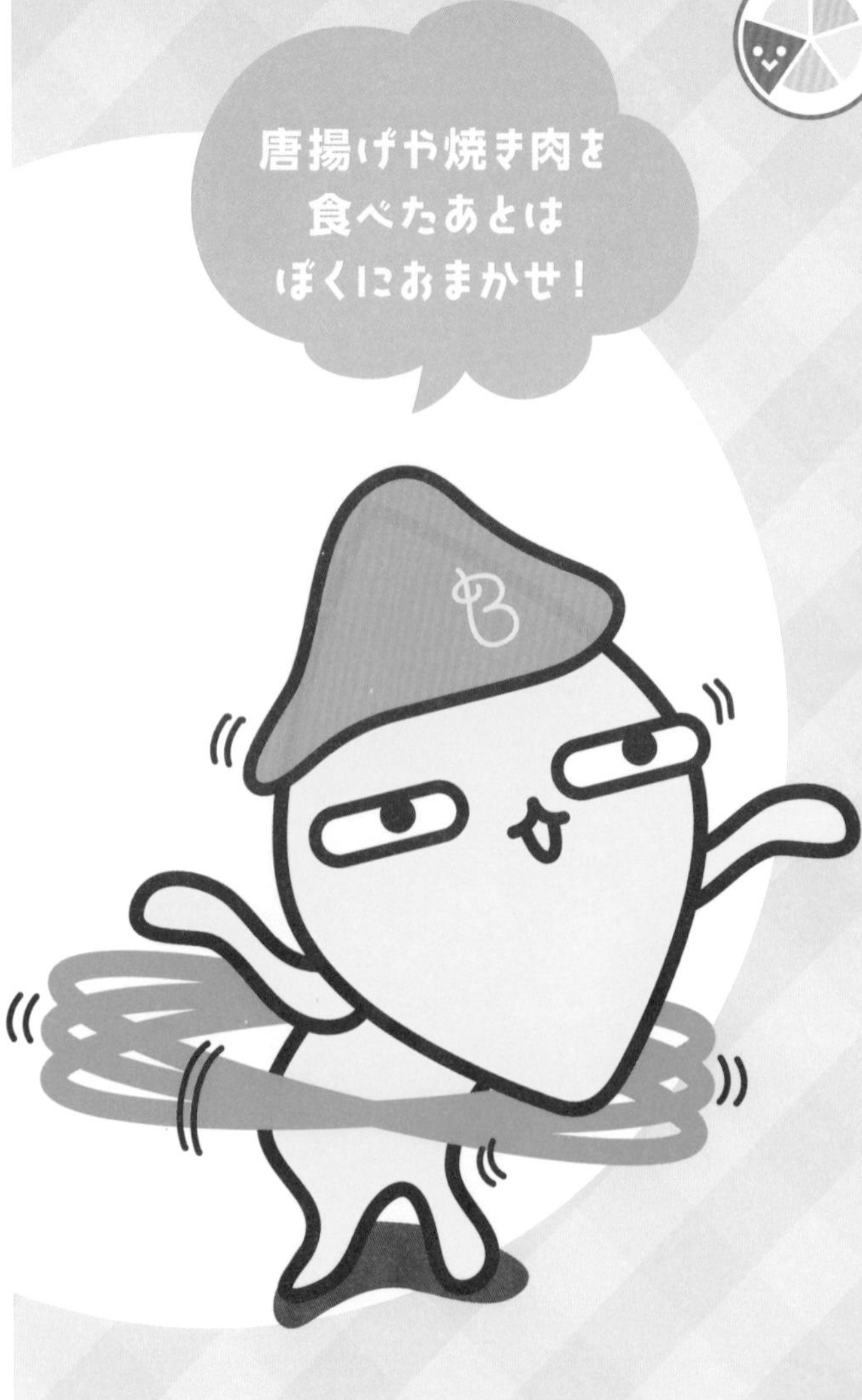
唐揚げや焼き肉を
食べたあとは
ぼくにおまかせ!

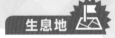

生息地

レバー(豚、牛、とり)　青背の魚(ぶり、いわし、さんまなど)　納豆
緑黄色野菜(モロヘイヤ、あしたばなど)　チーズ　牛乳　卵
アーモンド　豚ヒレ肉

ぼくは、ダイエットに欠かせない栄養素！
脂質がエネルギーになるのを助けるからね。

肌が脂っぽくなって、
ニキビができるのは脂質のしわざかも。
そんなときは、ぼくを呼んでね。

ぼくが足りないと皮ふ炎や口内炎、
肌のかゆみがおこりやすくなるよ。

どんな栄養素？

黄色い色がトレードマークのぼく！**タンパク質や糖質、脂質の代謝を促して、エネルギーに変えるサポートをしているよ。**とくに脂質の代謝に不可欠だから、脂っこいものが好きな人や、ダイエット中の人は、ぼくをきちんととってね。

それから、ぼくはからだが新しい細胞をつくるときにも活躍するよ。みんなの爪や髪の毛がどんどん伸びるのも、からだが成長するのも、ぼくがきちんとはたらいているからなんだ。だからぼくは「発育のビタミン」とも呼ばれているよ。それくらい健康なからだをつくるために欠かせない

豆知識　ビタミンB_2は納豆に多く含まれているが、原料となる大豆にはそれほど含まれていない。

ということなんだね。

それに、ドロドロの血液をサラサラにする役割もあるから、「最近、生活習慣病にならないか心配で……」なんて、こぼしている人がいたら、ぜひぼくのことを教えてあげてほしいな。

不足すると…

ぼくが足りなくなってくると、脂質をエネルギーにうまく変えられなくなって、太りやすくなってしまうんだ。だからダイエット中の人は、積極的にとることをおすすめするよ。

また、肌のトラブルがおこりやすくなるのも、ぼくが不足していることによるものなんだ。肌が脂っぽくなって、ニキビや吹き出ものができやすくなったり、皮ふ炎や口内炎、肌のかゆみがおこりやすくなったりしたら、ぼくが足りなくなっているのかもしれないよ。

そうそう、妊婦さんでぼくが不足すると、胎児の成長障害がおこることもあるよ。成長期の子どももおなじく注意してね。

ぼくは水に溶けやすい性質なんだ。だから、洗わずにそのまま食べたり飲んだりできる牛乳やチーズからとるのが、とくにおすすめ。ぼくは体内で貯えられない栄養素だから、毎日少しずつとるようにしてね。

なかよし栄養素

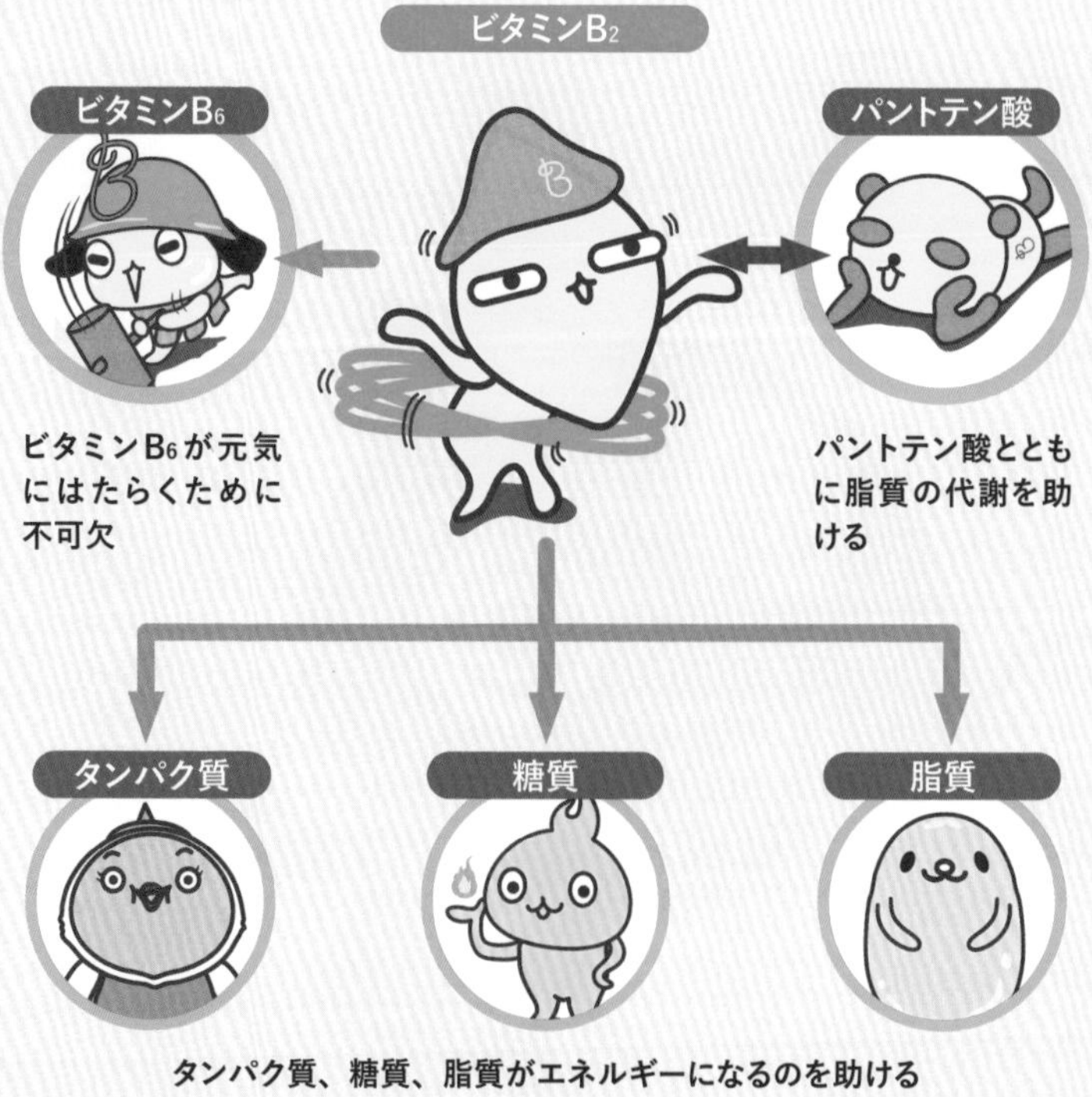
ビタミンB_2
ビタミンB_6
パントテン酸
ビタミンB_6が元気にはたらくために不可欠
パントテン酸とともに脂質の代謝を助ける
タンパク質
糖質
脂質
タンパク質、糖質、脂質がエネルギーになるのを助ける

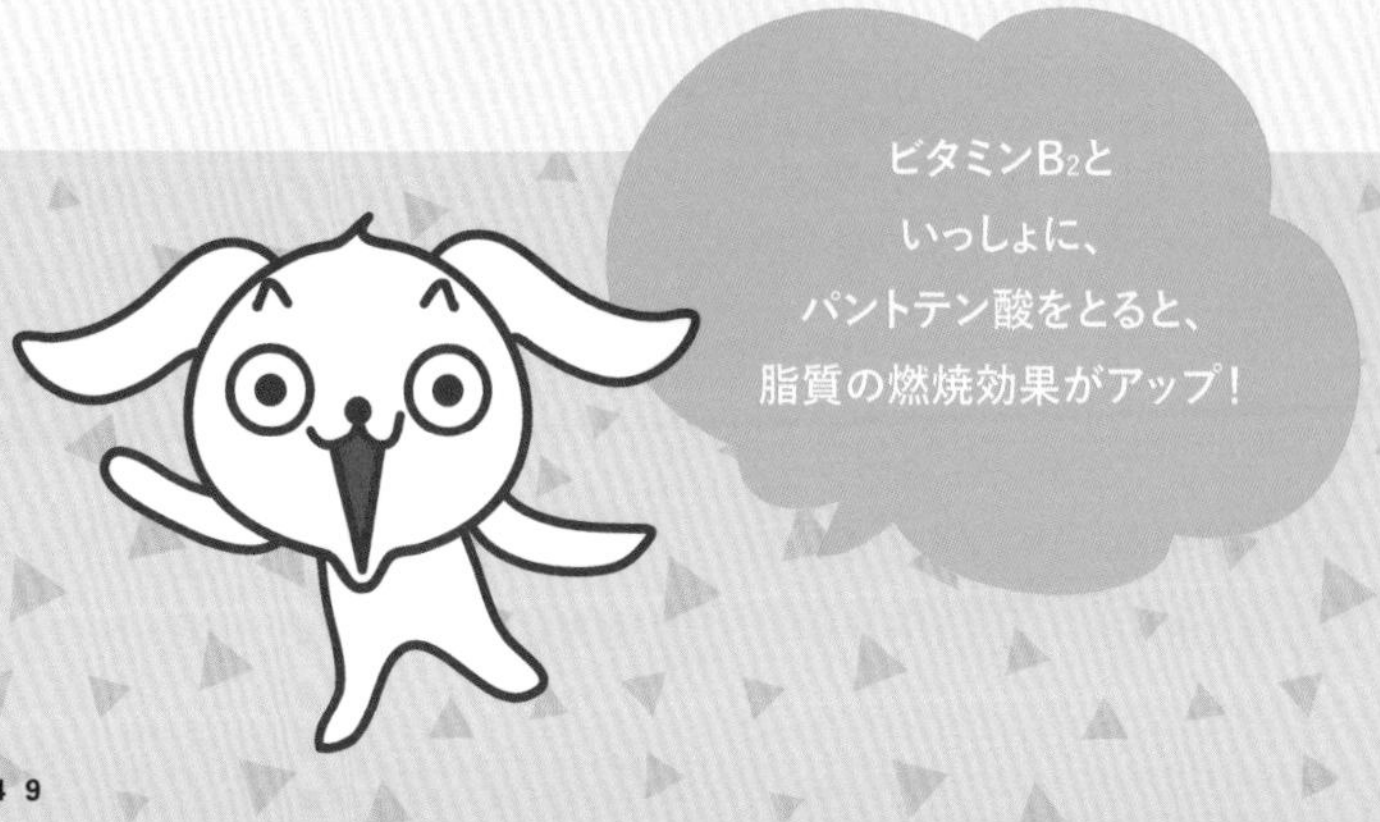
ビタミンB_2と
いっしょに、
パントテン酸をとると、
脂質の燃焼効果がアップ！

二日酔いの味方！

ナイアシンおじさん

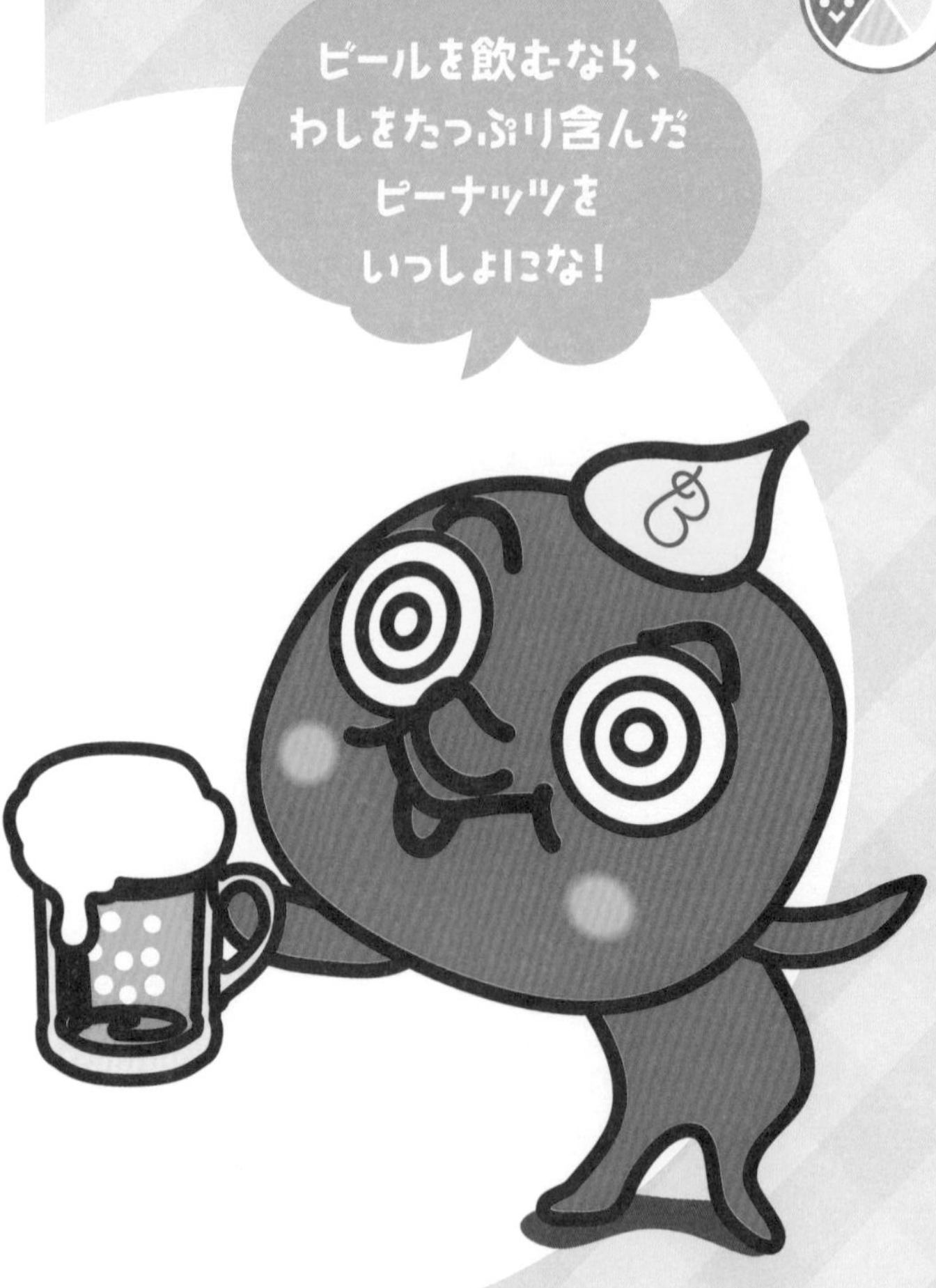
ビールを飲むなら、
わしをたっぷり含んだ
ピーナッツを
いっしょにな！

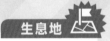

生息地

- 青背の魚（かつお、まぐろ、さば、あじなど）
- たらこ
- レバー（豚、牛）
- 鶏ささみ肉
- ピーナッツ
- 玄米

アルコールの分解、それがわしの特技。
お酒が大好きな大人たちの心強い味方さ。

二日酔いのときも、わしの出番。
つらさをやわらげてあげるぞ。

「ナイアシン」って呼ばれているけど、
これはビタミンB_3の化学名なんだ。

どんな栄養素？

お酒が大好きな人を全力でサポートするのがわし、ナイアシンだ。というのも、**お酒に含まれているアルコールを分解するために、わしはとても重要なはたらきを担っているからな。**お酒を飲むときはもちろん、もし、飲みすぎて二日酔いになってしまったときも、わしを呼んでくれ！　そのつらさをやわらげてあげることができるぞ。

もちろん、お酒を飲まない人にとっても、わしは欠かせない存在だ。**タンパク質や糖質、脂質がエネルギーに変わるとき、それから魚や肉などに含まれるタンパク質**

豆知識　ナイアシンには血中のコレステロールや中性脂肪が高い人のLDLを減らし、HDLを増やす力もある。

が筋肉や皮ふなどの細胞になるときに、サポートをするのも、わしの大切な役割だからな。

ちなみにわしは、食べものに含まれているだけでなく、からだの中でもつくられているぞ。アミノ酸の一種のトリプトファンという成分が材料になるんだ。

不足すると…

わしはからだの中でもつくられるから、不足することはほとんどない。**だがもし足りなくなった場合には、ペラグラという病気にかかりやすくなってしまうんだ。**ペラグラは肌のかゆみやひび割れといった皮ふの症状がおきる病気だ。

ほかにも皮ふの細胞や胃腸の粘膜に影響をあたえることがあるんだ。それによって、肌荒れや胃もたれなどの症状がおこりやすくなってしまうぞ。

とりすぎると…

もし、からだの中でわしが増えすぎてしまうと、肌が赤くなるほか、嘔吐や下痢、肝臓のトラブル、それから神経障害などがあらわれる可能性があるぞ。ただし、それほど心配する必要はない。食品からわしをとる場合、とりすぎることはまずないからな。

なかよし栄養素

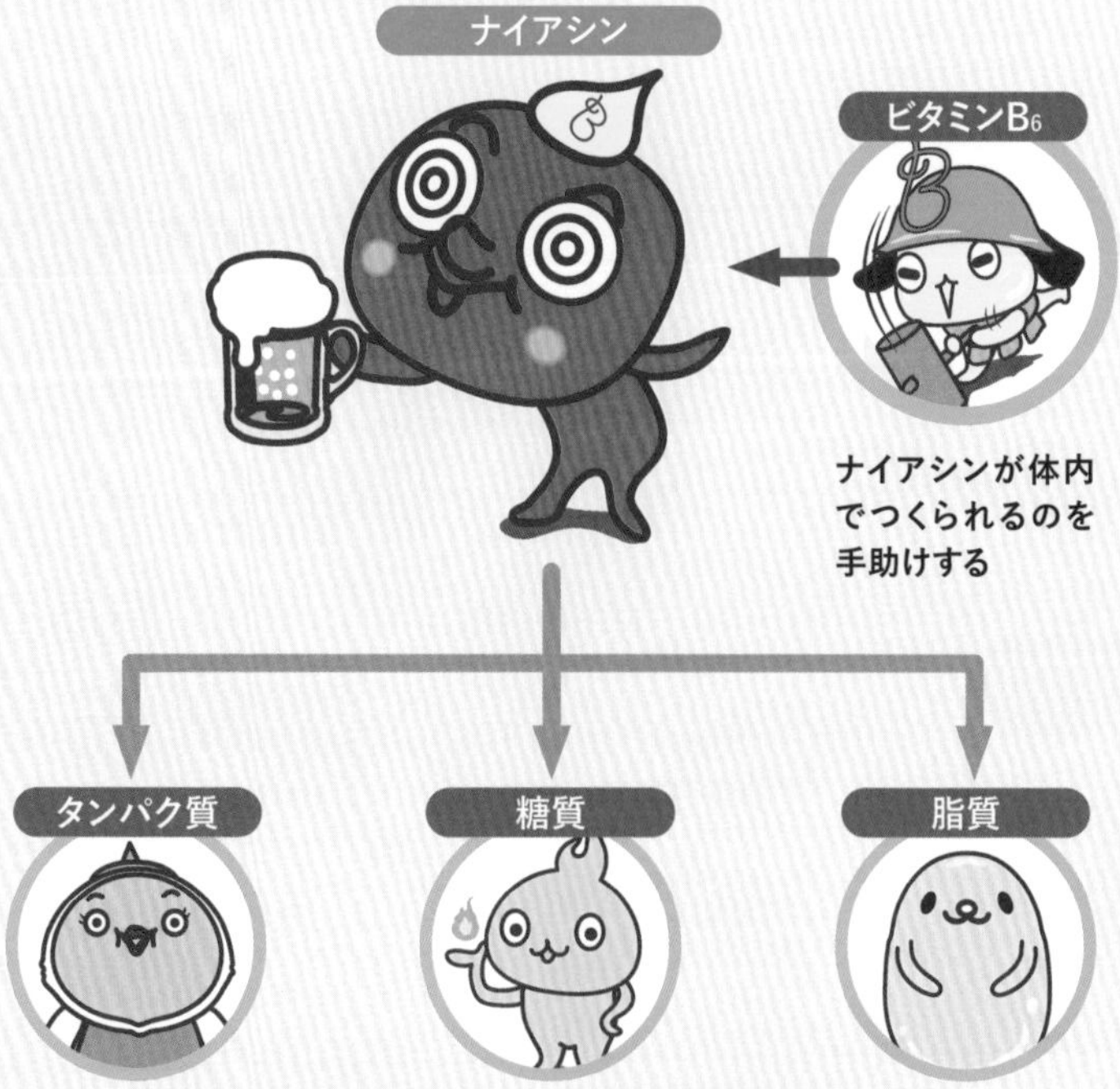
ナイアシン
ビタミンB6
ナイアシンが体内でつくられるのを手助けする
タンパク質
糖質
脂質
タンパク質、糖質、脂質がエネルギーになるのを助ける

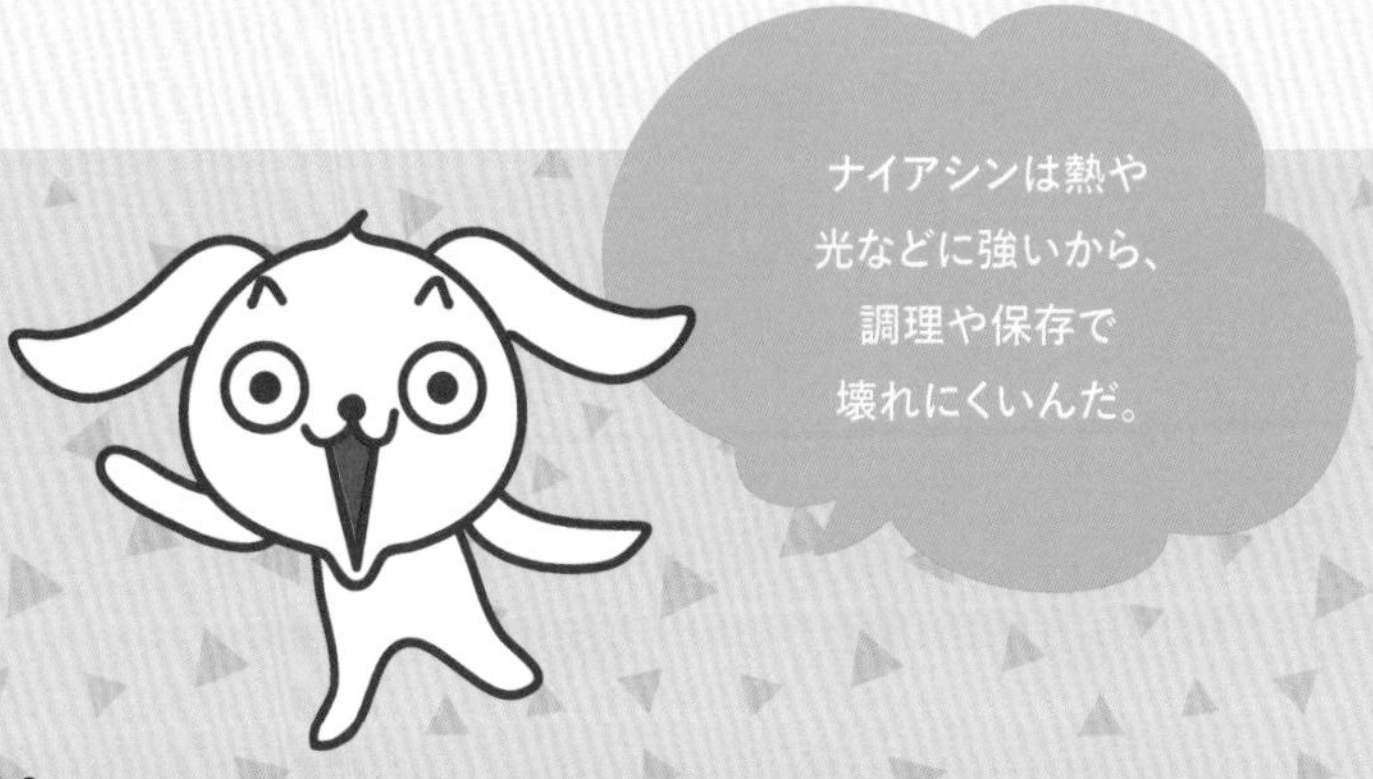
ナイアシンは熱や光などに強いから、調理や保存で壊れにくいんだ。

ストレスをやわらげる！

パントテン酸ちゃん

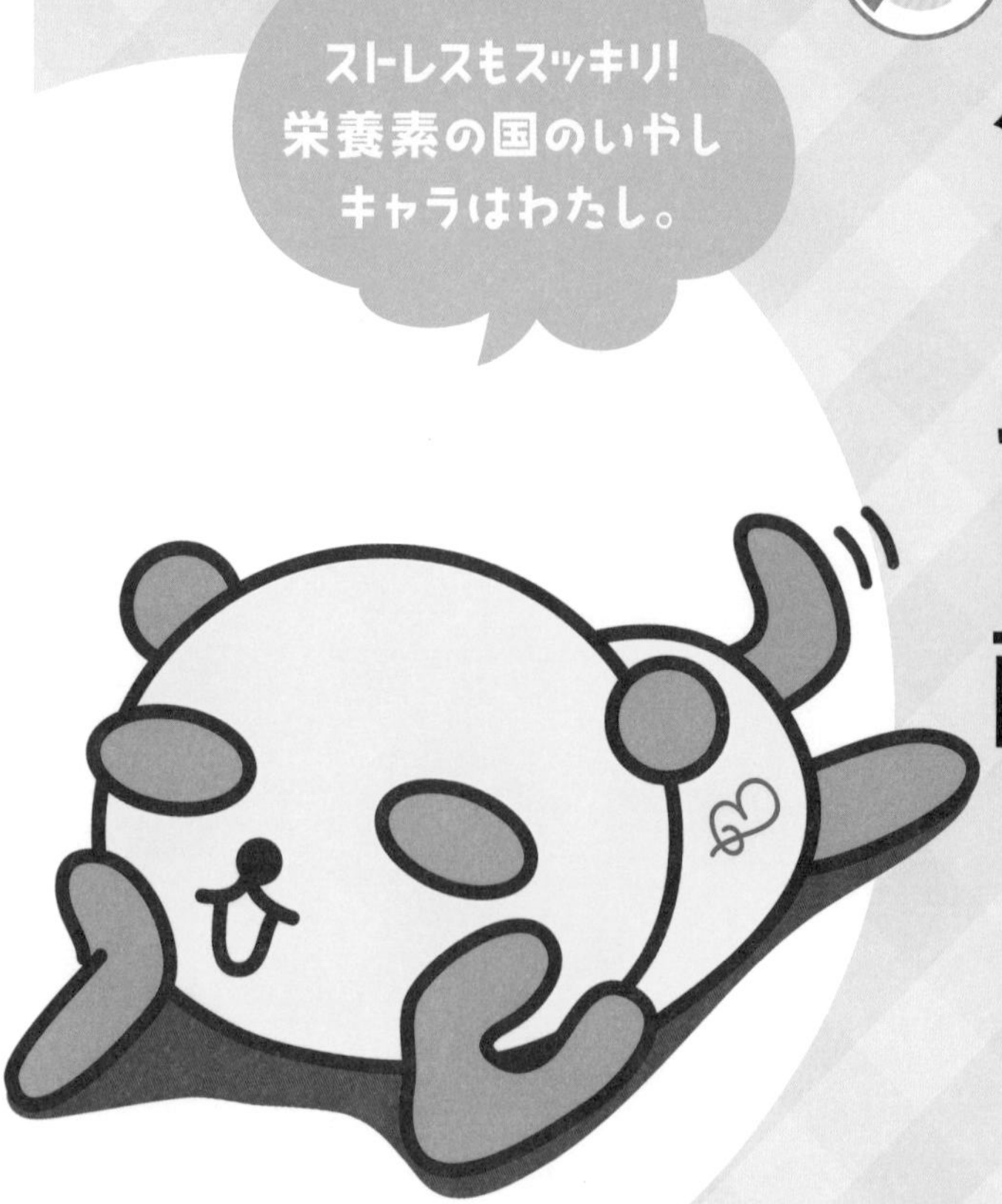
ストレスもスッキリ！
栄養素の国のいやし
キャラはわたし。

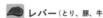

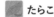

生息地

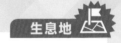

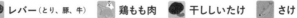

レバー（とり、豚、牛）　鶏もも肉　干ししいたけ　さけ
たらこ　納豆　アボカド　そば　卵黄

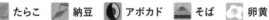

わたしにはストレスをやわらげる力があるの。
イライラしているときは、わたしを頼ってね。

わたしはストレスを解消するだけでなく、
かぜをひきにくくさせる能力ももってるの。

一般に「パントテン酸」と呼ばれているけれど、
これはビタミンB_5の化学名よ。

どんな栄養素？

「なんだかイライラする」――そんなときはわたし、パントテン酸におまかせよ。**わたしは、ストレスをやわらげる副腎皮質ホルモンっていう成分をつくるサポートをして、イライラを解消してあげることができるの。**ほかにも、かぜのウイルスなどと戦う免疫抗体や、HDL（善玉コレステロール）づくりにかかわっているわ。

それに、タンパク質や糖質、脂質をエネルギーに変えるときも、わたしが中心となってサポートするの。わたしは、かれらがエネルギーに変化するときに必要な「コエンザイムA」の材料だから、わたし

豆知識　ダイエットによって、食べる量を極端に減らすとパントテン酸が不足することがある。

がいなければ体脂肪を燃やすことができない、といってもいいくらいよ。太りすぎが気になっている人は、ぜひわたしを積極的にとってね。

そうそう、わたしはビタミンCと協力して、プルンとした肌やツヤツヤの髪をつくる手助けもしているわ。わたしは美容にも欠かせない栄養素ってことね！

不足すると…

わたしは、ありとあらゆる食べものに含まれているし、もし足りなくなってしまっても、腸の中でつくり出すことができるのよ。だから、毎日きちんとごはんを食べていれば、不足することはほとんどないわ。

ただ、妊婦さんやお酒やコーヒーをよく飲む人は、ほかの人よりわたしが足りなくなりやすいのよ。不足した場合、頭痛や疲れ、手足の感覚がおかしくなることがあるわ。だから日頃から意識的にわたしをとるようにしてね。

それからもう1つ、注意してほしいことがあるの。実はわたしは、熱や水に弱いのよ。だから、洗ったり、加熱したりせずに食べられるものからとるのがおすすめよ。納豆やアボカドなんかがいいわね。より効率よく、わたしをとることができるはずよ。

なかよし栄養素

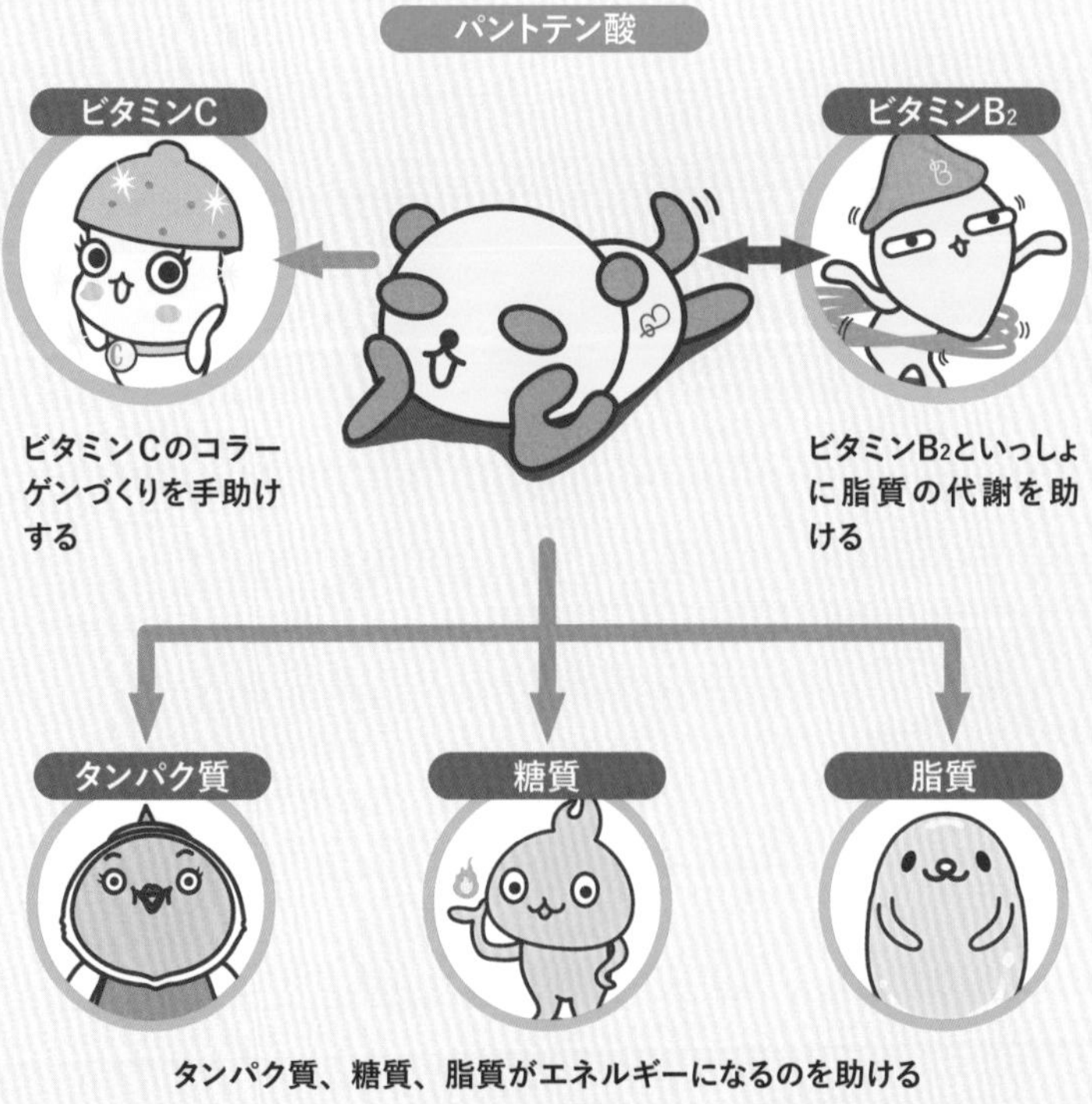
パントテン酸
ビタミンC
ビタミンB2
ビタミンCのコラーゲンづくりを手助けする
ビタミンB2といっしょに脂質の代謝を助ける
タンパク質
糖質
脂質
タンパク質、糖質、脂質がエネルギーになるのを助ける

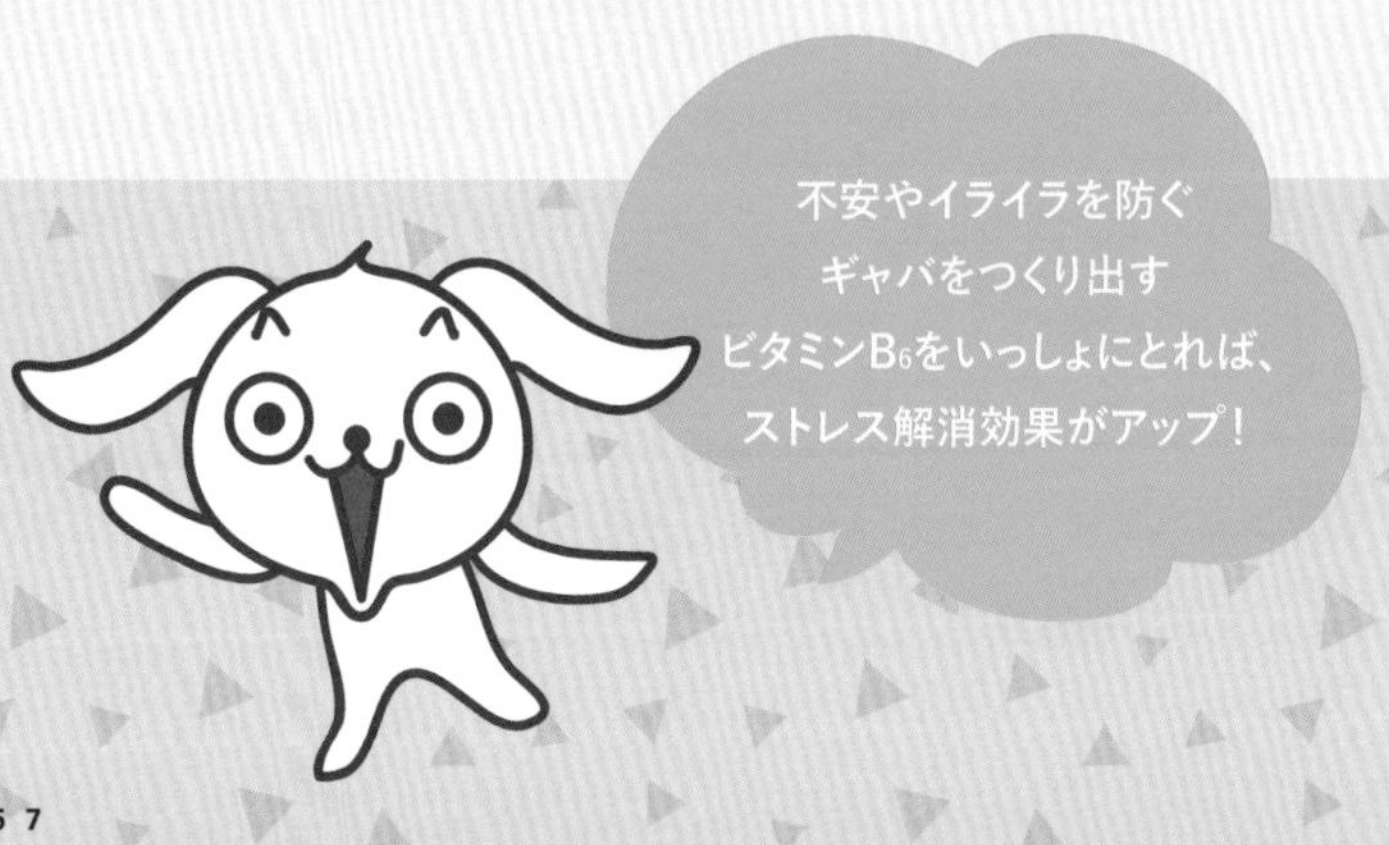
不安やイライラを防ぐ
ギャバをつくり出す
ビタミンB6をいっしょにとれば、
ストレス解消効果がアップ！

ビタミンB6くん

タンパク質の代謝をサポート！

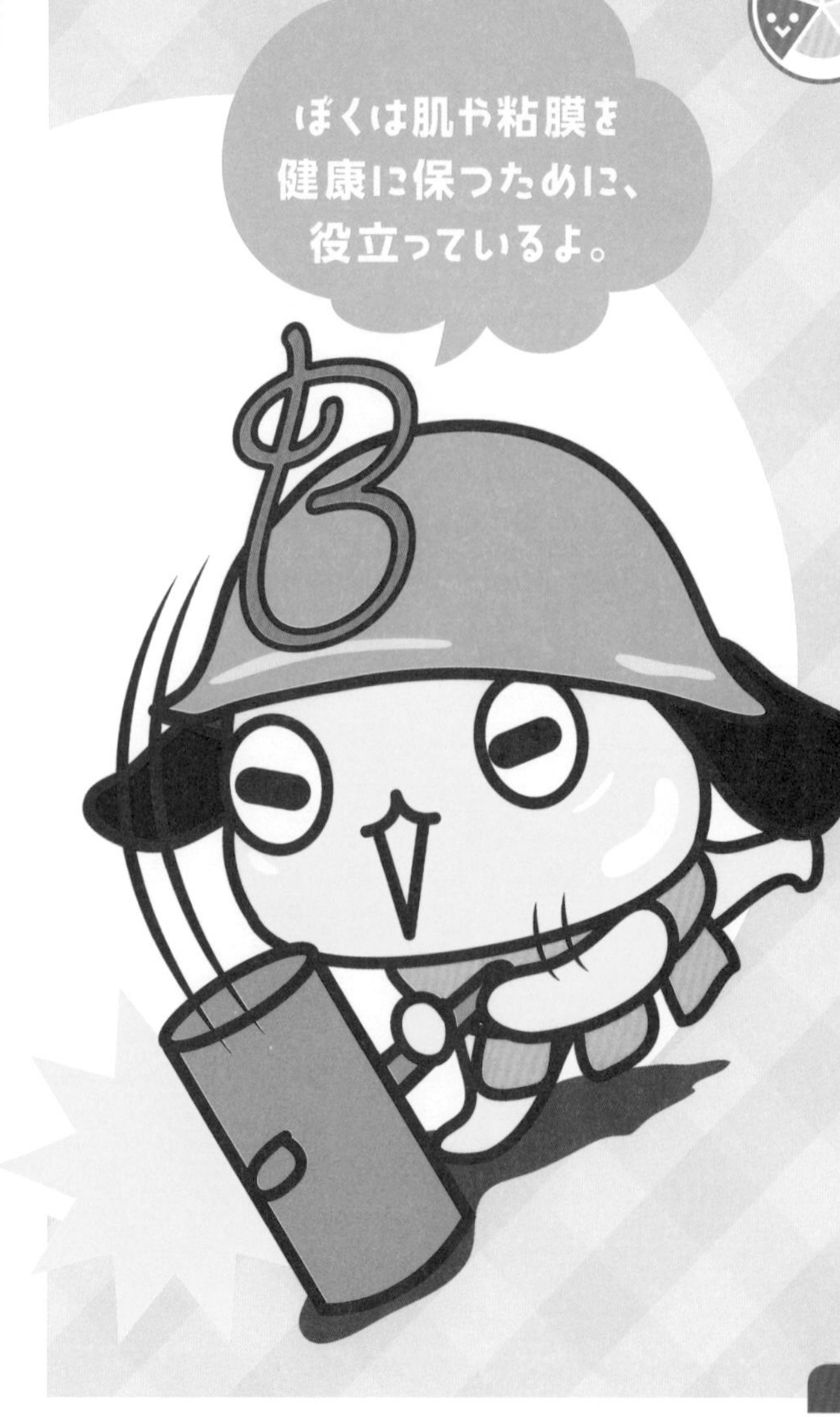
ぼくは肌や粘膜を
健康に保つために、
役立っているよ。

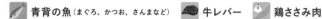

生息地

青背の魚（まぐろ、かつお、さんまなど） 牛レバー 鶏ささみ肉
バナナ 玄米 卵 牛乳 モロヘイヤ
ブロッコリー じゃがいも かぼちゃ トマトジュース

食べものからとったタンパク質を分解して、
アミノ酸にするのを助けるのが、ぼくの役目さ。

ぼくは分解したアミノ酸をもう一度、
からだのパーツに合ったタンパク質に
組み立て直すサポートもしてるよ。

ぼくが足りなくなると、
肌や粘膜のトラブルがおこりやすくなるよ。

どんな栄養素？

ぼくはステーキや焼き魚、卵焼きなどを食べるときに欠かせない栄養素なんだ。タンパク質がからだの中でムダなく使われるには、ぼくのはたらきがとても大切なんだよ。

みなさんは、タンパク質はアミノ酸という成分が組み合わさってできているって知ってた？ ぼくはこのタンパク質を分解して、アミノ酸にするのを手伝っているんだよ。なんで分解するのかって？ 実はタンパク質は、一度アミノ酸に分解されて、からだのさまざまな場所に運ばれるんだ。そして爪や皮ふ、髪の毛など、そ

豆知識　ビタミンB_6が含まれるまぐろは、効率よくタンパク質を吸収できる食品の1つ。

の場所にあわせたタンパク質に組み立て直す必要があるんだよ。ちなみに、ぼくは分解だけじゃなくて、組み立て直す作業もサポートしているよ。

そうそう、タンパク質をエネルギーとして使うようにふり分けるのもぼくの役割なんだ。どう？　ぼくってけっこう大事な役割をもった栄養素なんだってわかってくれたかな？

不足すると…

ぼくが足りなくなったときおこるトラブルの代表が肌荒れや口内炎だよ。せっかく肉や魚を食べても、ぼくが足りないと皮ふの材料につくりかえることができなくて、肌や粘膜のトラブルをおこしやすくなってしまうんだ。

それから、イライラを防ぐギャバをつくるときもぼくが必要なんだ。だから、足りなくなるとイライラや不眠などの原因になることもあるんだよ。

とりすぎると…

ふつうの食事からとりすぎる心配はないけれど、サプリメントでぼくをとっている場合は注意して。**ぼくをとりすぎると、腎臓に石ができたり、感覚神経にトラブルがおこったりすることがあるよ。**

なかよし栄養素

ビタミンB_6

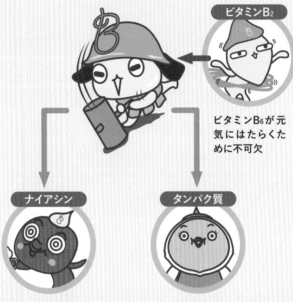

ビタミンB_2

ビタミンB_6が元気にはたらくために不可欠

ナイアシン

体内でナイアシンがつくられるのを助ける

タンパク質

タンパク質を分解して、皮ふなどになるのを助ける

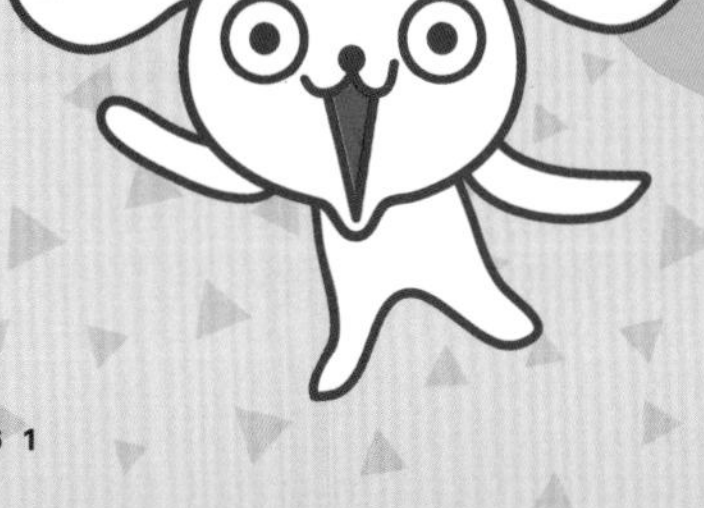

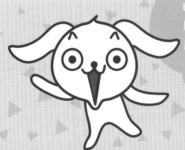

ビタミンB_6はアルコールや脂質などのとりすぎによる脂肪肝の予防や治療にも効果があるんだって！

健康な肌を保つ! ビオチンちゃん

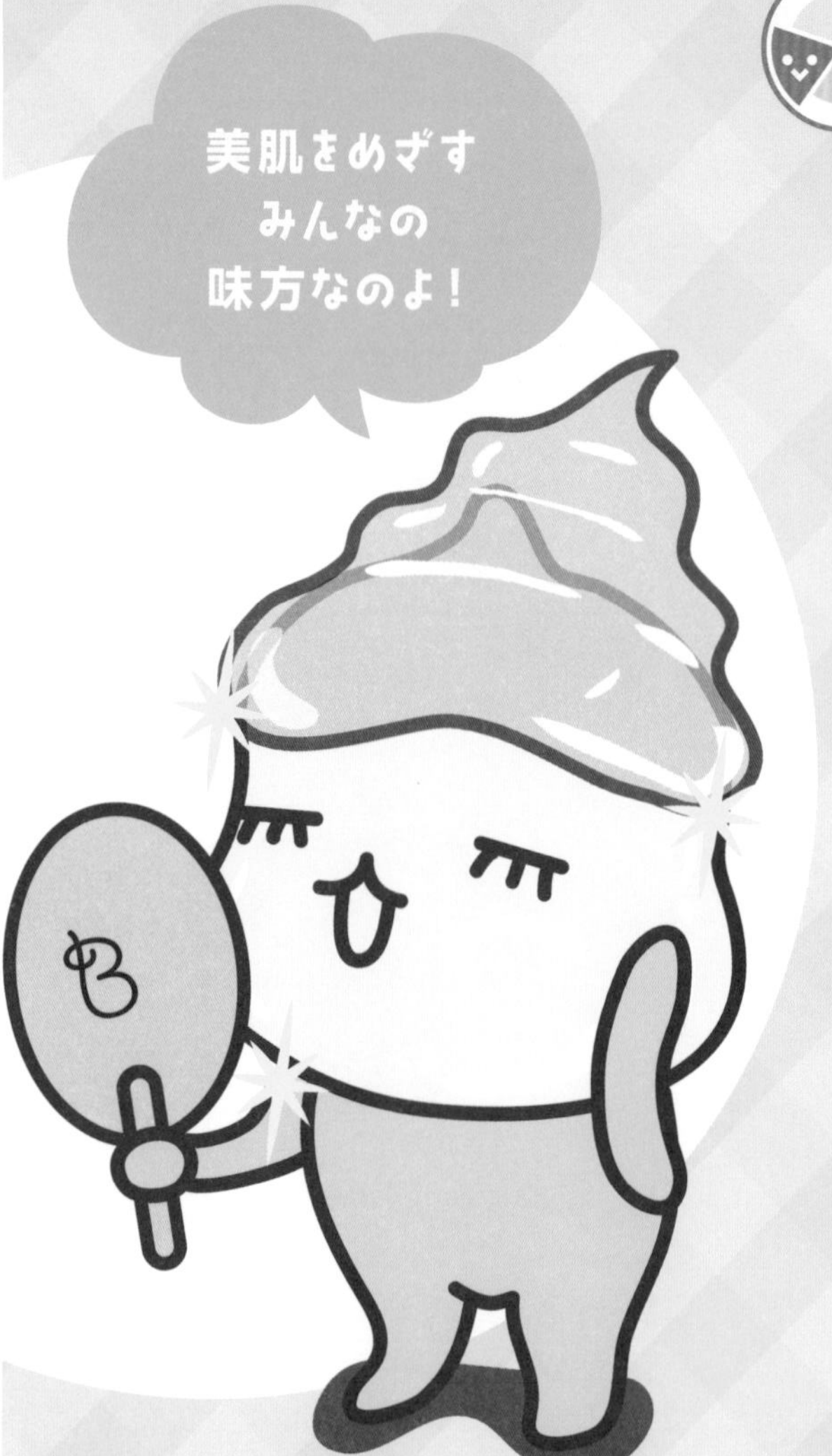
美肌をめざす
みんなの
味方なのよ!

生息地

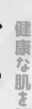

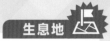

レバー(とり、豚、牛)　魚介類(かれい、あさり、にしんなど)　ピーナッツ
卵　大豆　納豆　まいたけ　アーモンド

健康で美しい肌や髪の毛、
爪を保つのが、わたしの力なの。

実はアトピー性皮ふ炎の薬としても
わたしが使われているのよ!

一般に「ビオチン」って呼ばれているけど、
ビタミンB_7やビタミンHという別の名前もあるのよ。

どんな栄養素?

美肌をめざすなら、おぼえておいてほしいのがわたし、ビオチンよ。わたしは別名「ビタミンH」とも呼ばれているの。このHは、ドイツでわたしをはじめて発見したときにつけられたもので、ドイツ語で肌の意味をもつ言葉「haut《ハオト》」の頭文字からとっているのよ。

その名のとおり、わたしはハリのあるお肌やつややかな髪を保つために、大切なはたらきをしているわ。アトピー性皮ふ炎の薬としても使われているほど効果があるのよ。「ずっとキレイでいたい!」と思うなら、美しい肌やつやつやの髪をキープ

豆知識 アトピー性皮ふ炎の人の体内でつくられるヒスタミンという物質を排出することでかゆみや炎症を改善する効果も。

するのは大事なことよね。そんな人には、ぜひわたしのことを忘れないようにしてもらいたいわ。

それから、タンパク質や糖質、脂質をエネルギーに変えるときのサポートも、わたしの大切な仕事なのよ。

不足すると……

最近、爪がもろくなった、肌がくすんできた、抜け毛や白髪が増えてきた……。こんなサインに気づいたら、わたしが足りなくなっている証拠。「歳をとったせい!?」と思って落ちこむ前に、まずは最近の食生活を振り返ってみることをおすすめするわ。**ほかにも、わたしが足りなくなると、だるくなったり疲れやすくなったりするから、見逃さないようにしてほしいわね。**

でも、あまり心配しないで！　わたしはさまざまな食べものの中に少しずつ含まれているし、腸の中の細菌たちがわたしをつくってくれているの。だから、毎日きちんと食事をしていれば、わたしが足りなくなることはないわ。

でもね、抗生物質という薬を長期間飲んでいる人は気をつけて。薬によって、腸の中の細菌が死んでしまうから、わたしが少なくなってしまうの。気になる人はお医者さんに相談してみてね。

なかよし栄養素

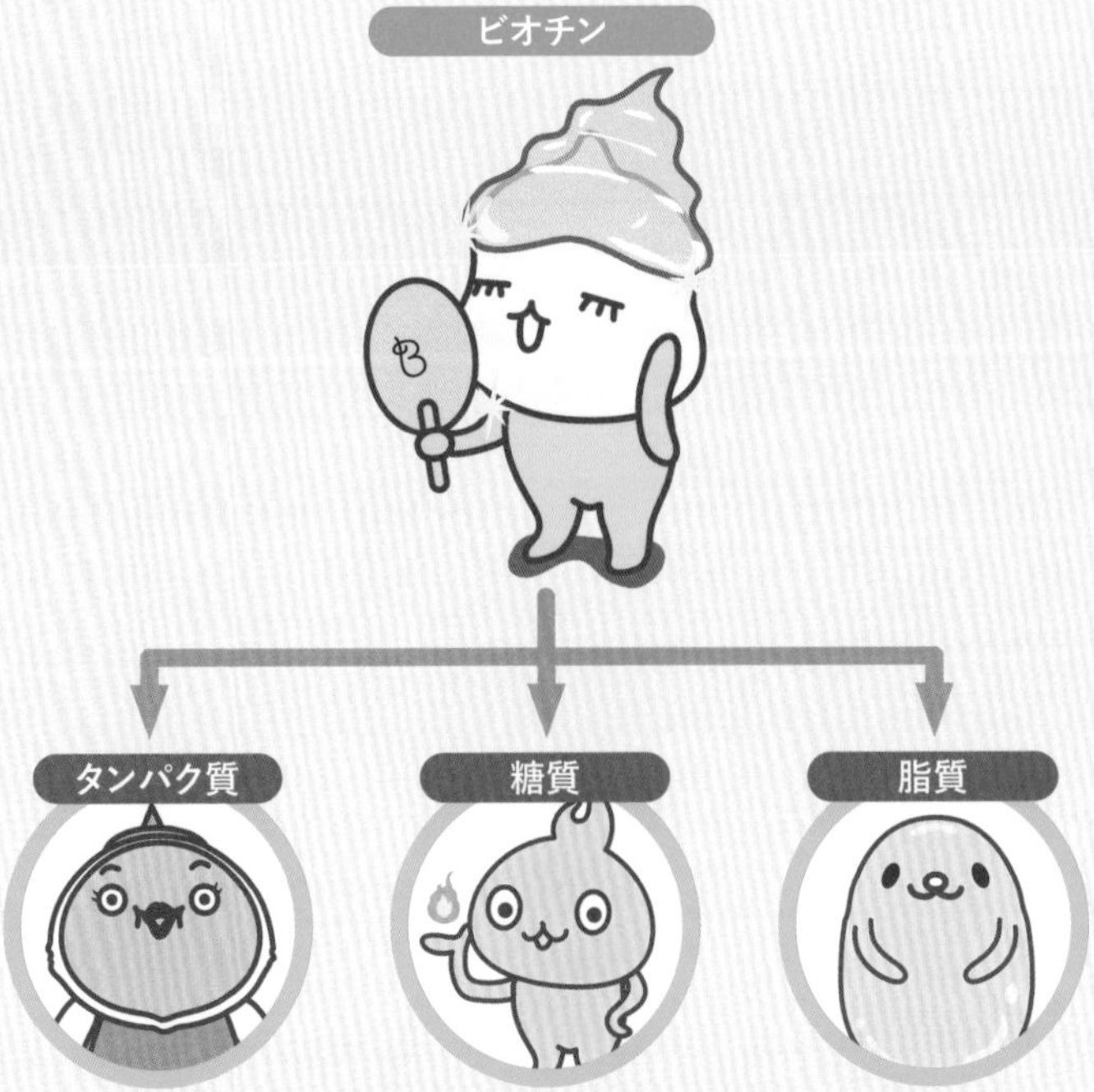
ビオチン
タンパク質
糖質
脂質

タンパク質、糖質、脂質がエネルギーになるのを助ける

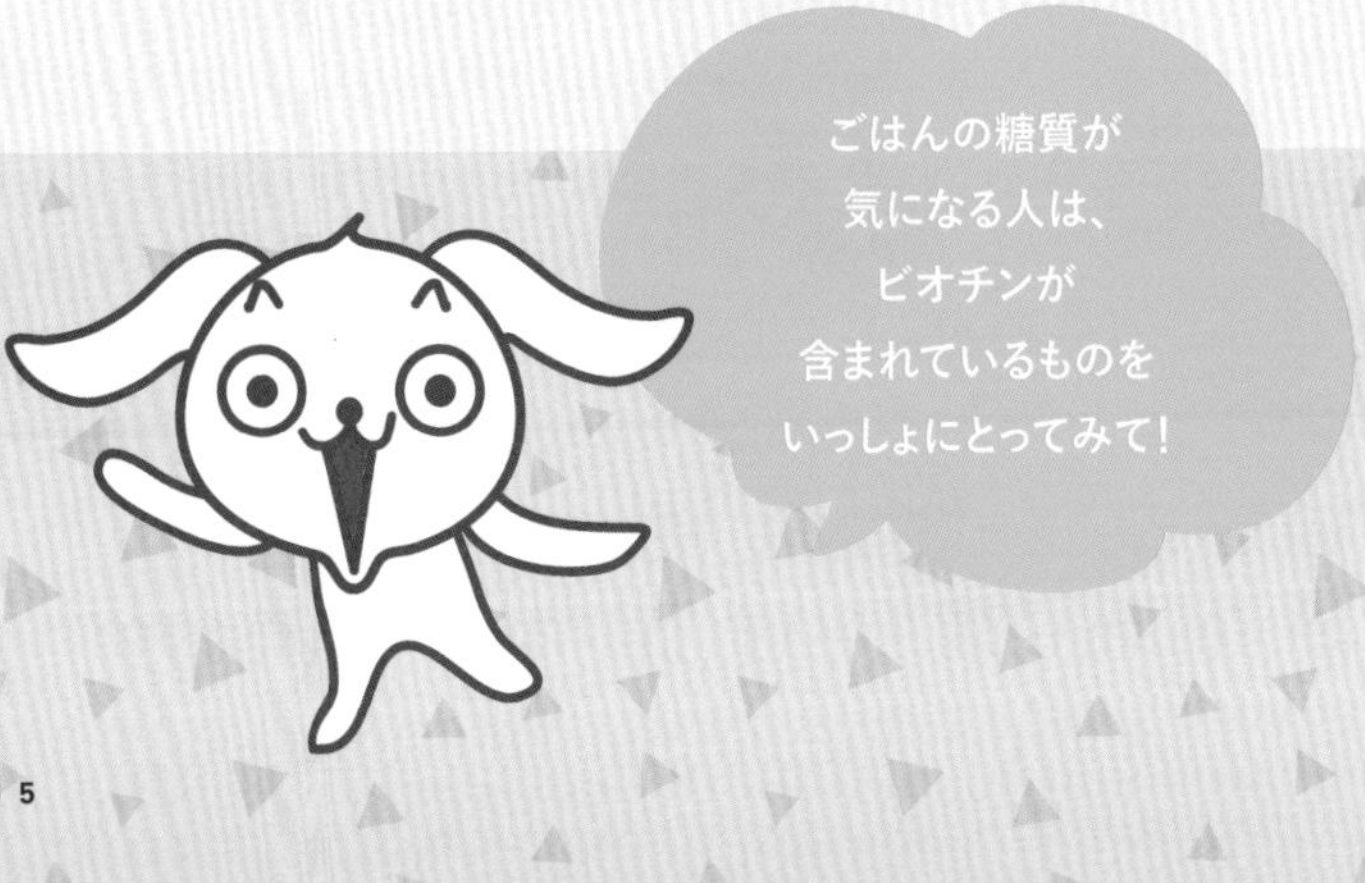
ごはんの糖質が
気になる人は、
ビオチンが
含まれているものを
いっしょにとってみて!

貧血を予防する！

葉酸くん

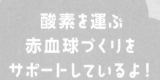

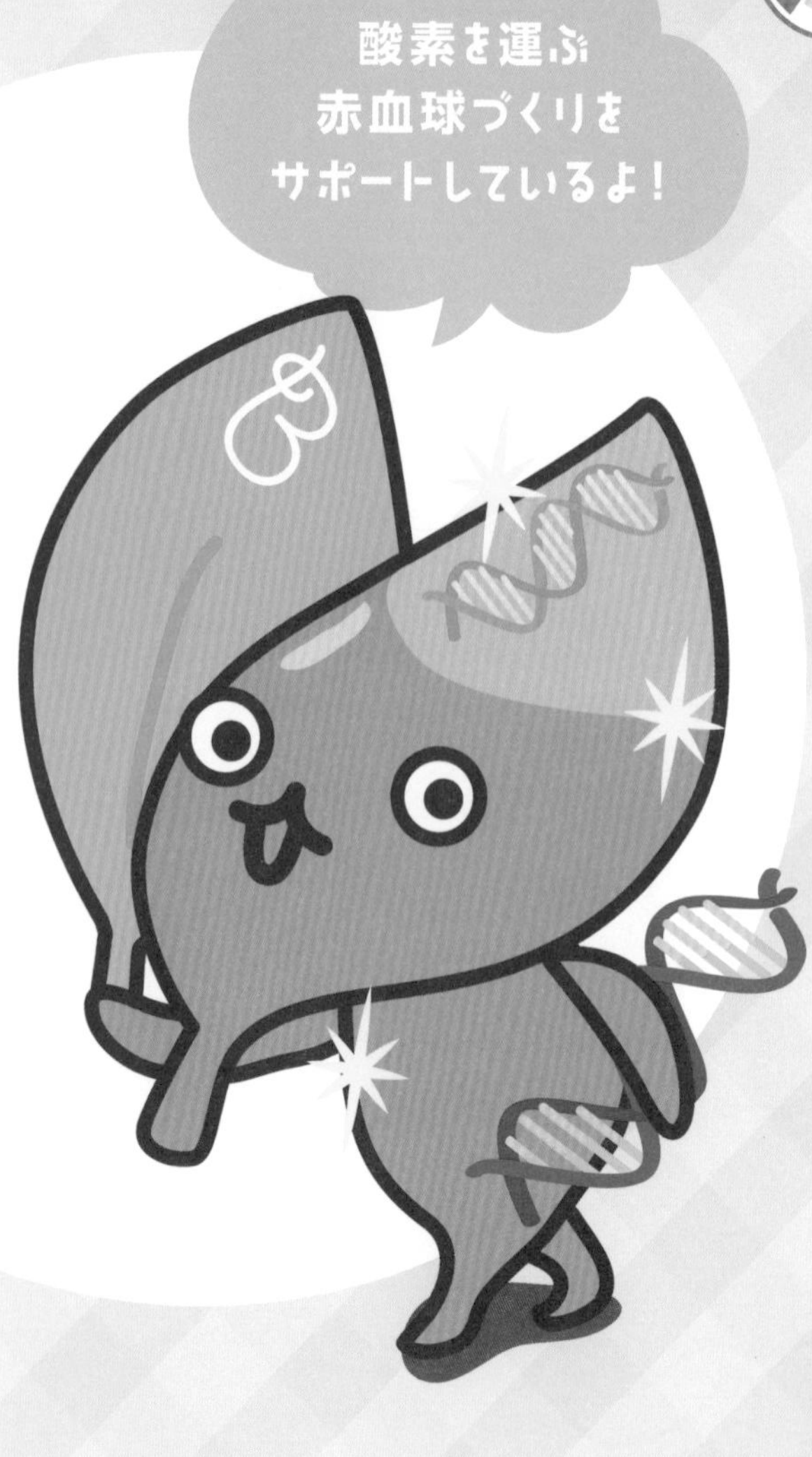

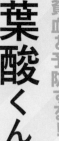

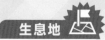

生息地

レバー（とり、牛）　菜の花　モロヘイヤ　芽キャベツ
ブロッコリー　ほうれん草　アスパラガス　焼きのり

ぼくはビタミンB_{12}といっしょに、
赤血球をつくる手助けをしているよ。

DNAやRNAをつくるサポートもするんだ。
また、記憶力のおとろえや
もの忘れの予防にも役立つよ。

「葉酸」はビタミンB_9やビタミンMの別名なんだ。
「M」はサル（Monkey《モンキー》）の抗貧血物質として
見出されたことが由来となってついたよ。

どんな栄養素？

とりや牛のレバーのほか、緑の野菜に多く含まれているのがぼく、葉酸。**ビタミンB_{12}とタッグを組んで、赤血球づくりをサポートしているよ。**血液のおもな成分である赤血球は、からだのすみずみまで酸素を届けている細胞なんだ。穴はあいていないけれど、真ん中がへこんだドーナツのような形をしているよ。ぼくが少ないと、この形がおかしくなって、酸素をうまく運べなくなるんだ。

それに、ぼくは妊婦さんにも欠かせない栄養素なんだよ。**ぼくは、細胞を正しくコピーするのに必要な設計図である**

豆知識 葉酸は、ほうれん草から発見されたため、ラテン語で葉という意味の「folium《フォリウム》」から、「folic acid《フォリック アシッド》（葉酸）」と名づけられた。

DNAやRNAづくりにかかわっているから、お腹の赤ちゃんが順調に大きくなるためにも大切なんだ。

そうそう、最近では記憶力を保ったり、もの忘れをしにくくしたりする力も注目されてるよ。

不足すると…

ぼくがからだの中で少なくなってくると、まずおきるのが貧血。赤血球がきちんとはたらかずに、からだ中の酸素が少なくなるから、元気がなくなってしまうんだ。**それに肌荒れや口内炎もできやすくなるんだよ。**

それから妊婦さんはぼくが不足しないように、とくに注意してほしいんだ。もしぼくが不足すると、赤ちゃんに異常が出てしまうこともあるんだよ……。それに妊娠中はもちろん、授乳期にもぼくが欠かせないんだ。だから、アメリカやイギリスでは、赤ちゃんを産みたいと思った女性は、ふつうの女性よりも、ぼくを多くとることがすすめられているんだよ。

じつはぼく、ビタミンB_{12}と協力して、動脈硬化の原因になる物質ができるのを防いでいるんだ。だからぼくが不足すると、**脳梗塞などを招くおそれもあるよ。**

タバコやお酒が好きな人は、ぼくを消費する量が多くなるから注意してね！

なかよし栄養素

葉酸

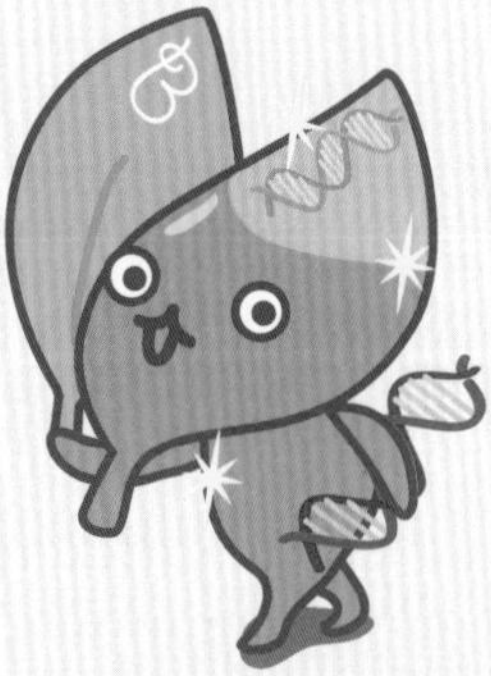

ビタミンB12といっしょに赤血球づくりをしている。ビタミンB12は、葉酸のDNAづくりを手助けしている

ビタミンB12

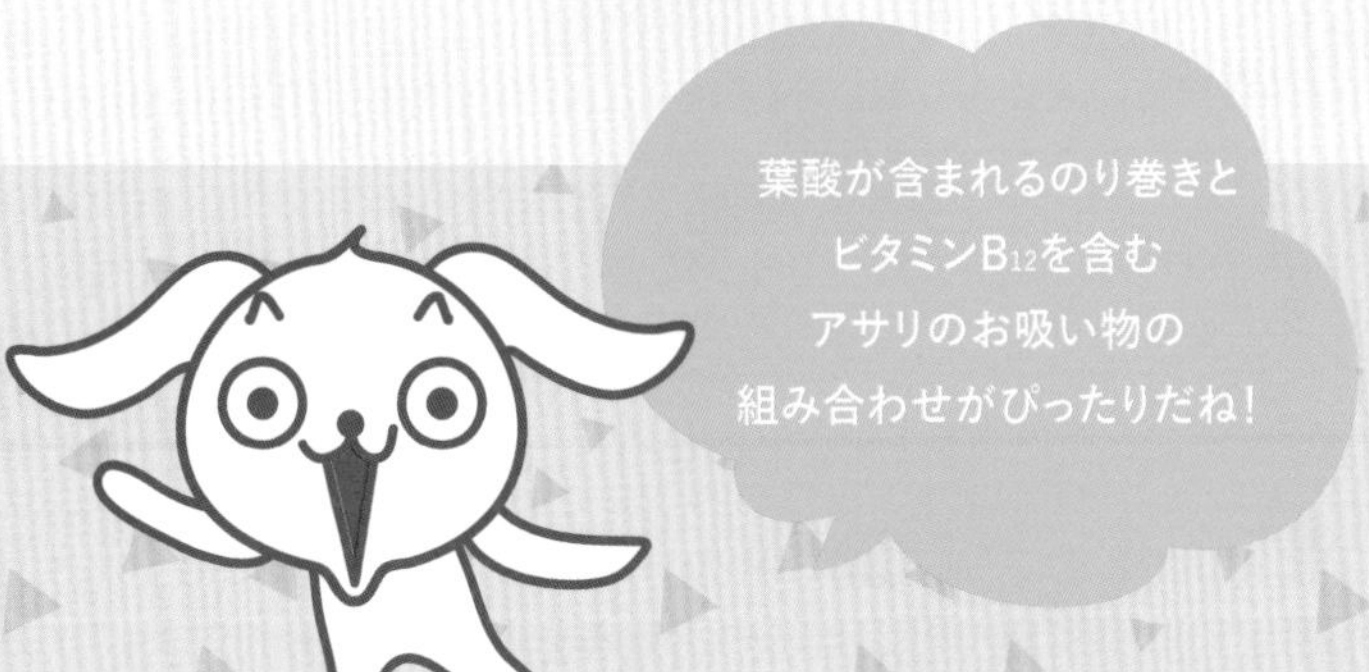
葉酸が含まれるのり巻きと
ビタミンB12を含む
アサリのお吸い物の
組み合わせがぴったりだね！

赤血球づくりをサポート！
ビタミンB_{12}くん

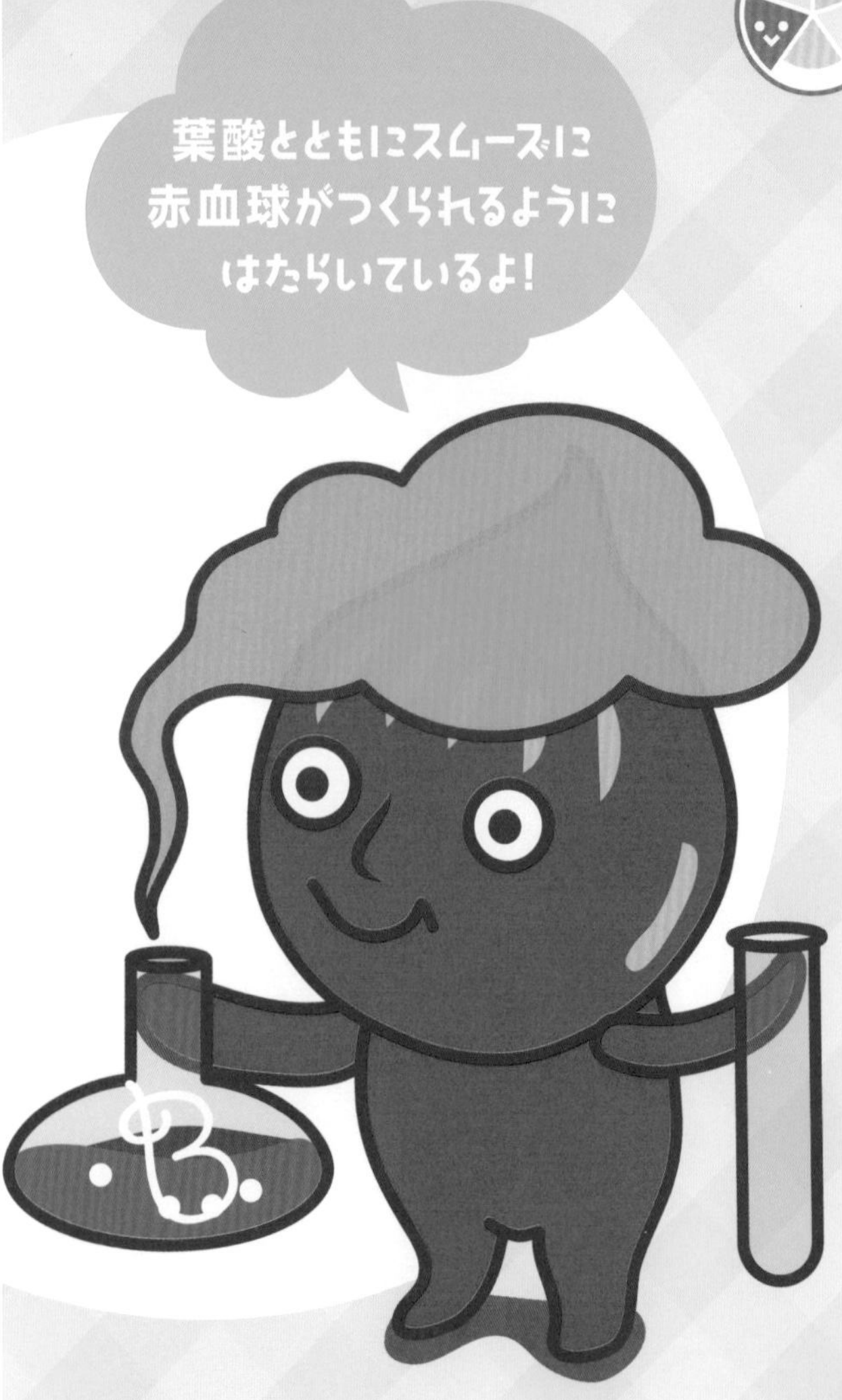
葉酸とともにスムーズに
赤血球がつくられるように
はたらいているよ！

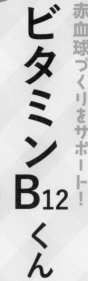

生息地

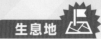

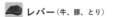

レバー（牛、豚、とり）　貝類（あさり、しじみ、はまぐり、かきなど）
さんま　卵　チーズ　牛乳　焼きのり

ぼくの一番の能力は、
赤血球づくりのサポートさ。

ぼくは神経が正しくはたらくように
調整しているよ。

不足すると、悪性貧血や神経障害を
引きおこしてしまうんだ。

どんな栄養素？

ぼく、ビタミンB_{12}は赤い色をしたからだが特徴で、「赤いビタミン」ともいわれているよ。

葉酸とコンビで赤血球づくりを助けるために、一生懸命はたらいているんだ。ぼくがいないと、赤血球の形が巨大になってしまったり、数が減ってしまったりして、赤血球本来のはたらきができなくなってしまうんだよ。赤血球には、全身のすみずみに酸素を運ぶ役割があるんだ。だから赤血球がうまくつくられなくなるということは、からだの中の酸素が足りなくなってしまうということなんだよ。酸素

豆知識　赤血球をつくるはたらきがあることから「造血のビタミン」とも呼ばれている。

が足りないとエネルギーを生み出す効率が悪くなって、からだの調子が悪くなってしまう。だから、ぼくはとても重要な栄養素なのさ。

それにぼくは、脳や脊髄にある全身をコントロールする中枢神経や、全身にはりめぐらされた末梢神経が、正しくはたらくよう調整しているんだ。だから、認知症の人の脳には、ぼくが少ないそうだよ。

不足すると…

ぼくが少なくなると全身がエネルギー不足におちいってしまうよ。だるくなったり、目まいや息切れがしたり……。これを悪性貧血というんだ。

それに中枢神経や末梢神経の調整もできなくなって、眠れなくなったり、肩こりや腰痛、しびれがおこったりもするんだ。これが神経障害といわれる状態だよ。

ぼくは腸の中の細菌によってつくり出されるから、バランスのよい食事をしていれば、不足する心配はないんだ。でも、「肉や魚を食べない」という人は気をつけて！　ぼくは動物性の食べものには多く含まれているけれど、野菜にはほとんど含まれていないんだ。そんな人におすすめなのが焼きのり、そしてチーズなどの発酵食品。発酵食品に含まれる菌類はぼくをつくってくれるよ。

なかよし栄養素

ビタミンB_{12}

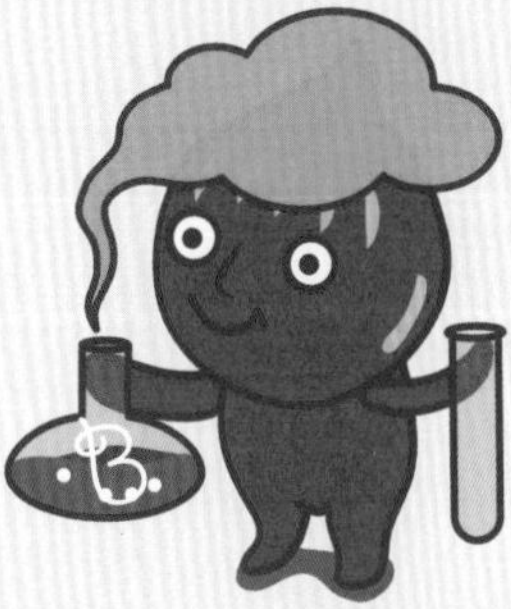

葉酸といっしょに赤血球づくりをするほか、葉酸のDNAづくりを手助けしている

葉酸

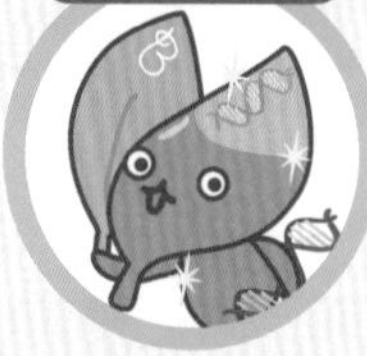

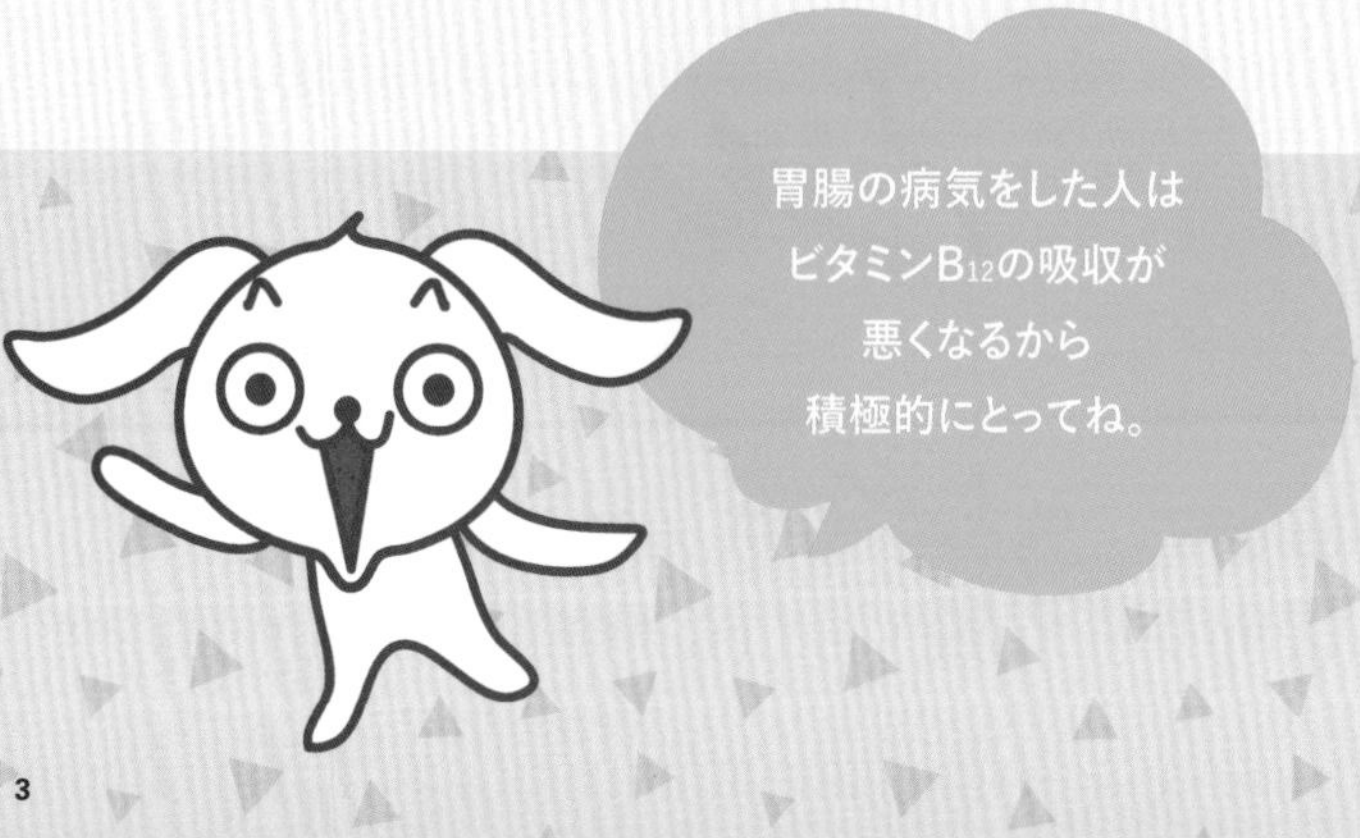
胃腸の病気をした人は
ビタミンB_{12}の吸収が
悪くなるから
積極的にとってね。

ウイルスなどからからだを守る!

ビタミンCちゃん

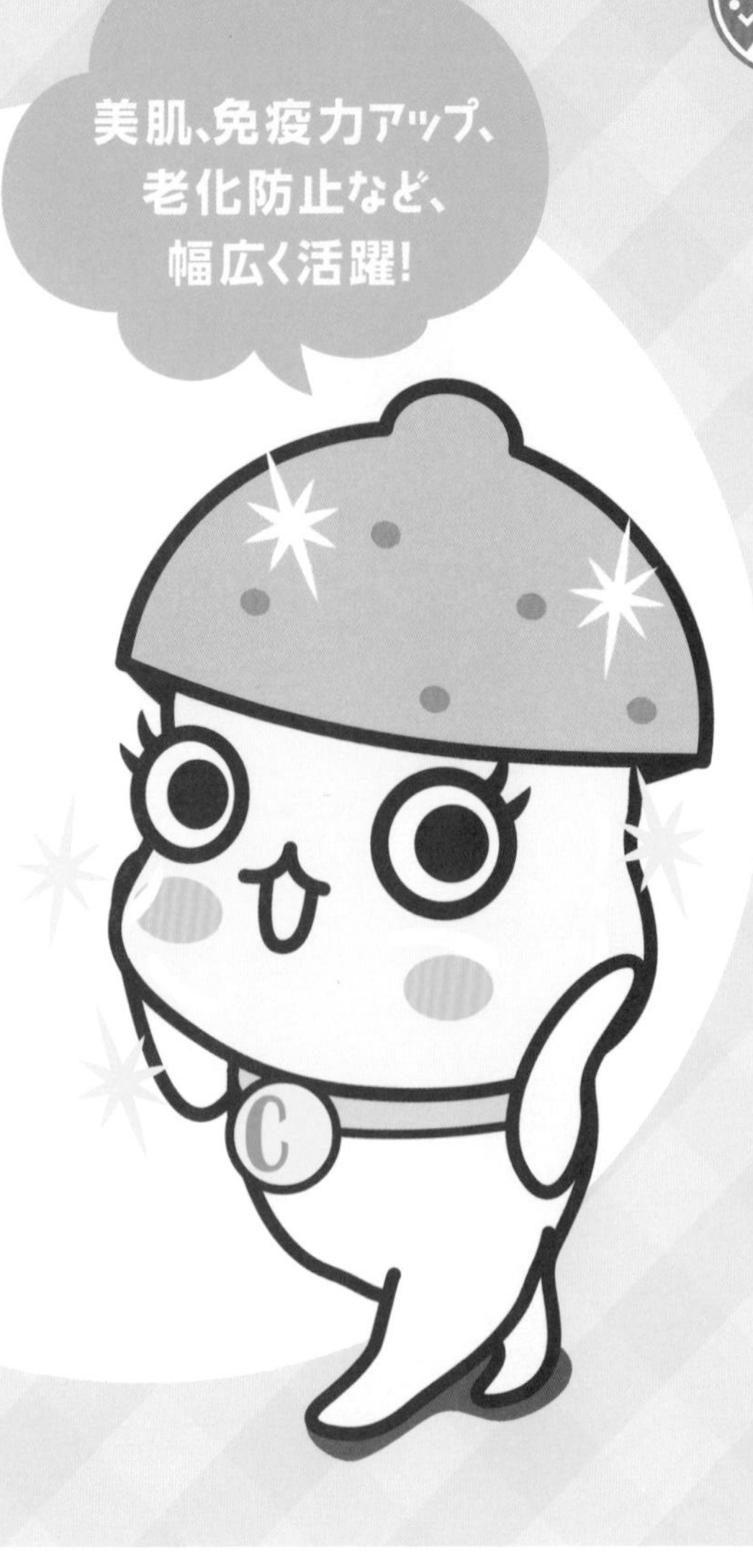

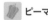

生息地

ピーマン　芽キャベツ　ブロッコリー　菜の花
キウイフルーツ　いちご　柑橘類（レモン、オレンジなど）　じゃがいも

わたしはかぜのウイルスなどから、
からだを守る免疫力を
高めることができるの。

わたしには美肌効果があるわ!
それに老化防止にも役立つの。

わたしは熱に弱いうえに、水に溶けやすいの。
だから切ってそのまま食べられる果物から
とるのがおすすめよ!

どんな栄養素?

かぜをひきやすい季節は、わたし、ビタミンCの出番! というのも、**からだの中でウイルスの侵入を防ぐ用心棒である白血球をサポートするのがわたしなのよ。**わたしの力で免疫力が上がるから、かぜをひきにくくなるわ。「かぜにはビタミンCが効く」といわれるのも、そういった理由があるからなのよ。

それから、老化物質である活性酸素のはたらきを抑えて、動脈硬化など生活習慣病を防ぐ力も注目されているわ。

さらにわたしは活性酸素を抑えることで、肌のシミやシワも予防して、老化防

豆知識 たばこを吸うとビタミンCが大量に使われてしまう。そのため、喫煙者はビタミンCが不足しがち。

止のサポートをするのよ！ 肌をなめらかにするコラーゲンの材料にもなるから、美容に気をつかう人にとっても気になる栄養素といえるわね。

おまけにわたしはストレスに対抗する副腎皮質ホルモンっていう成分をつくる助けにもなるの。ストレスがたまってお疲れ気味の人は、ぜひわたしをとってみて！

不足すると……

わたしが足りなくなると、免疫力が下がりやすくなるわ。その結果、**かぜをこじらせやすくなるから、冬は要注意よ！**

それに、美容にも悪い影響があるわ。シミやシワが増えたり、皮ふがたるんだりしちゃうの。

そのうえ、毛細血管がもろくなって、歯ぐきから出血しやすくなったり、青あざができやすくなったりすることもあるのよ。なんだかこわいわね……。「そんな目にあいたくない！」という人は、わたしを含む野菜や果物を積極的にとってね。

わたしの弱点は野菜を洗ったり、炒めたりするだけで壊れてしまうこと。わたしって、とてもデリケートな栄養素なの。その点、切ってそのまま食べることができる果物はおすすめよ。とくに旬のものに多く含まれているから、ぜひ食事にとり入れてみてね。

なかよし栄養素

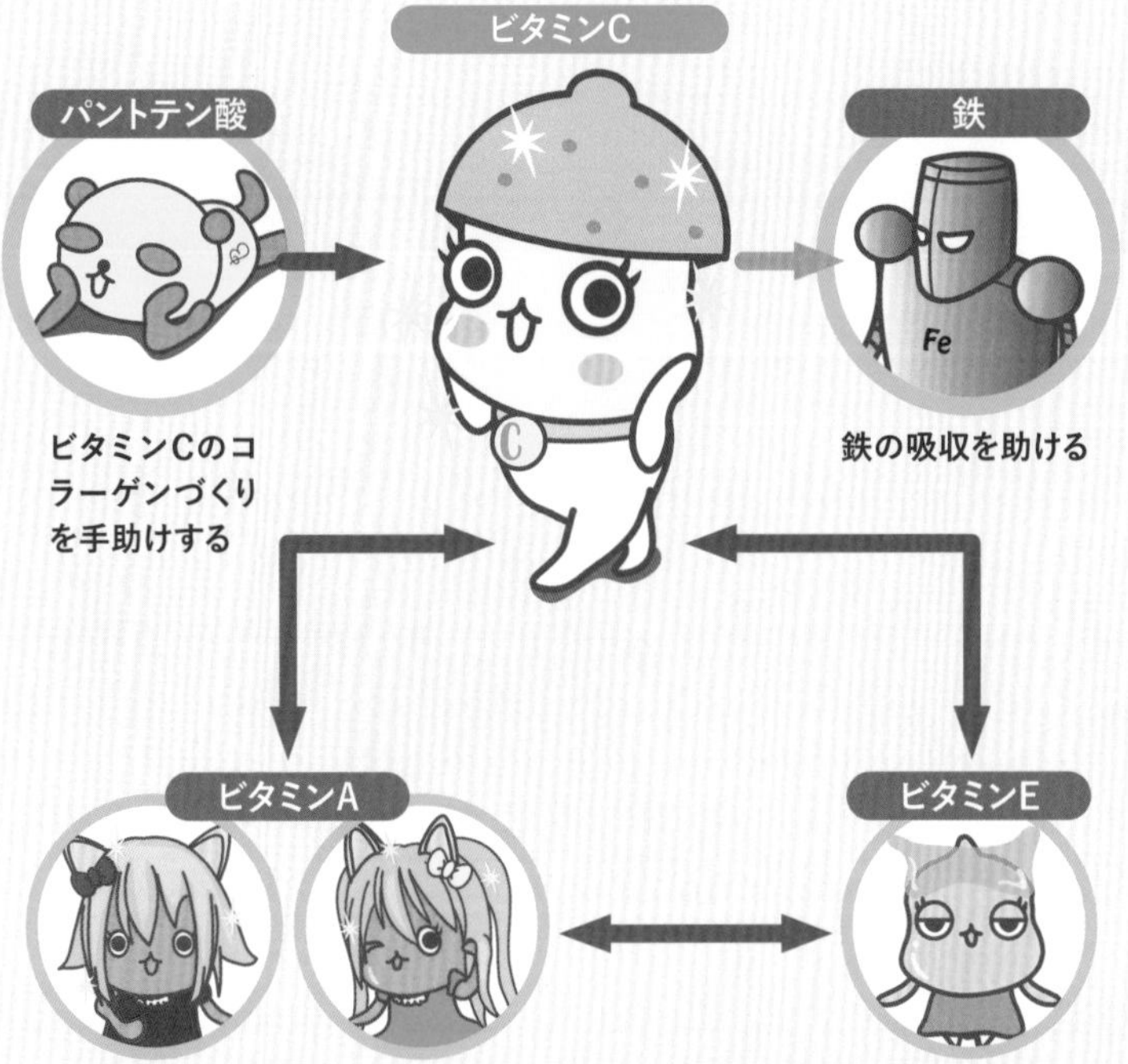
ビタミンC
パントテン酸
鉄
ビタミンCのコラーゲンづくりを手助けする
鉄の吸収を助ける
Fe
ビタミンA
ビタミンE

ビタミンA、C、Eは相乗効果で美肌効果がアップ

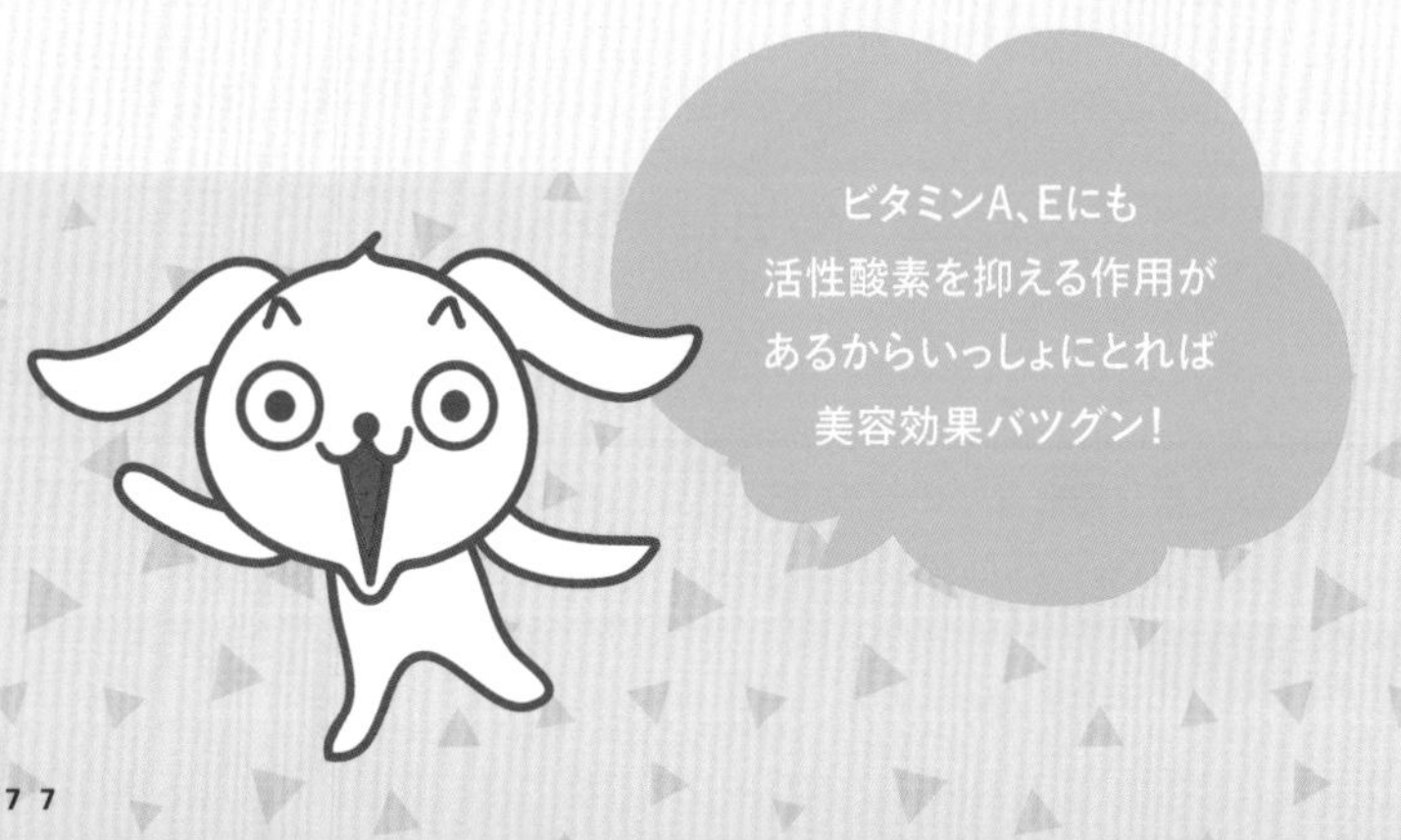
ビタミンA、Eにも
活性酸素を抑える作用が
あるからいっしょにとれば
美容効果バツグン!

すべすべお肌に！

ビタミンA姉妹

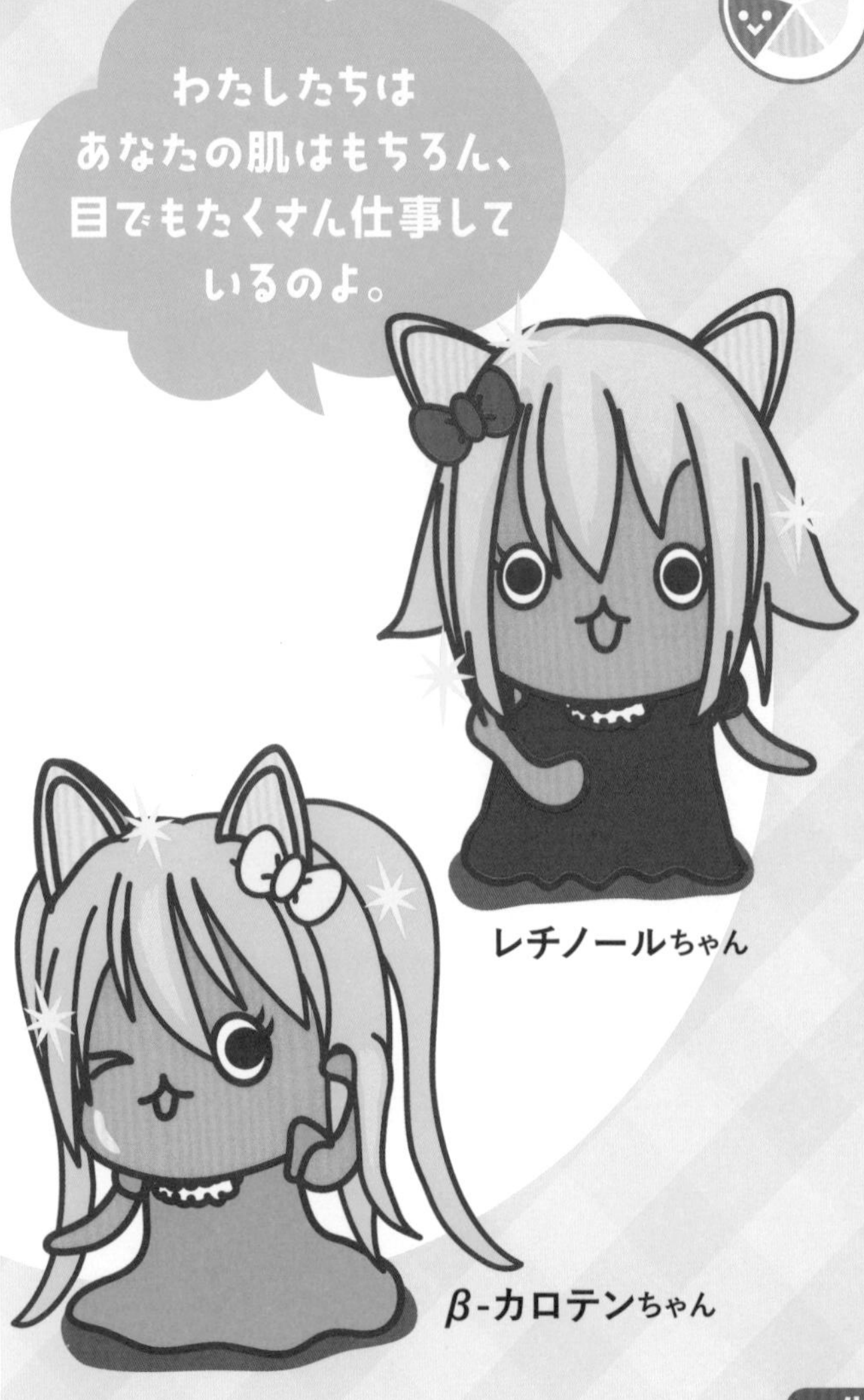
わたしたちは
あなたの肌はもちろん、
目でもたくさん仕事して
いるのよ。
レチノールちゃん
β-カロテンちゃん

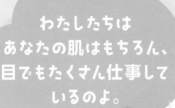

生息地

レチノールちゃん	レバー（とり、豚）　あんこうの肝　うなぎ、あなご
β-カロテンちゃん	にんじん　モロヘイヤ　かぼちゃ　ほうれん草　マンゴー

ビタミンAにはレチノールと、
体内でビタミンAに変わるβ-カロテンがあるの。

「美のビタミン」ともいえるわたしたちは、
イキイキとした美しい肌や髪をつくることができるわ。

わたしたちは「目のビタミン」ともいわれるの。
健康でうるおいのある瞳に、
わたしたちは欠かせないのよ。

どんな栄養素？

あこがれのすき通るようなきめ細やかな肌……。そのうらに、わたしたちの活躍があるって知ってた？

わたしたちは、皮ふや髪、爪などの細胞づくりにかかわっているのよ。これらは、つねに新しいものに入れかわっているから、美しくイキイキとした肌や髪を保つには、わたしたちのはたらきがとても大切なの。**それに鼻やのど、肺などの粘膜の材料となって、ウイルスや細菌からからだを守るためにも役立っているのよ。**

さらに、目の健康をサポートするのも**わたしたちの仕事なの。目玉の内側にある**

豆知識　にんじんやほうれん草など、β-カロテンを多く含む野菜は緑黄色野菜と呼ばれている。

網膜の材料になったり、うるおいを保ったりしてるのよ。そんなわたしたちは「目のビタミン」とも呼ばれているの。

ちなみに、レチノールは動物性食品に、β-カロテンは緑黄色野菜に多く含まれているわ。

不足すると…

わたしたちが少なくなると、肌荒れをおこしちゃうわ。さらに、かぜをひきやすくなったり、暗いところで目が見えにくくなったりするのよ。

わたしたちが含まれる食品を食べるときは油で炒めたり、マヨネーズをかけたりするのがおすすめ。わたしたちは油に溶けやすいから、からだへの吸収率がアップするのよ。

とりすぎると…

毎日レバーを食べたり、サプリメントを飲みすぎたりしないかぎり、とりすぎの心配はないわ。**でも、もしレチノールをとりすぎてしまうと、吐き気や頭痛、骨障害がおきるの。それに、肝臓に悪い影響をあたえてしまう危険もあるわ。妊婦さんの場合は、お腹の赤ちゃんにダメージをあたえることもあるのよ。**だから十分注意してね。

なかよし栄養素

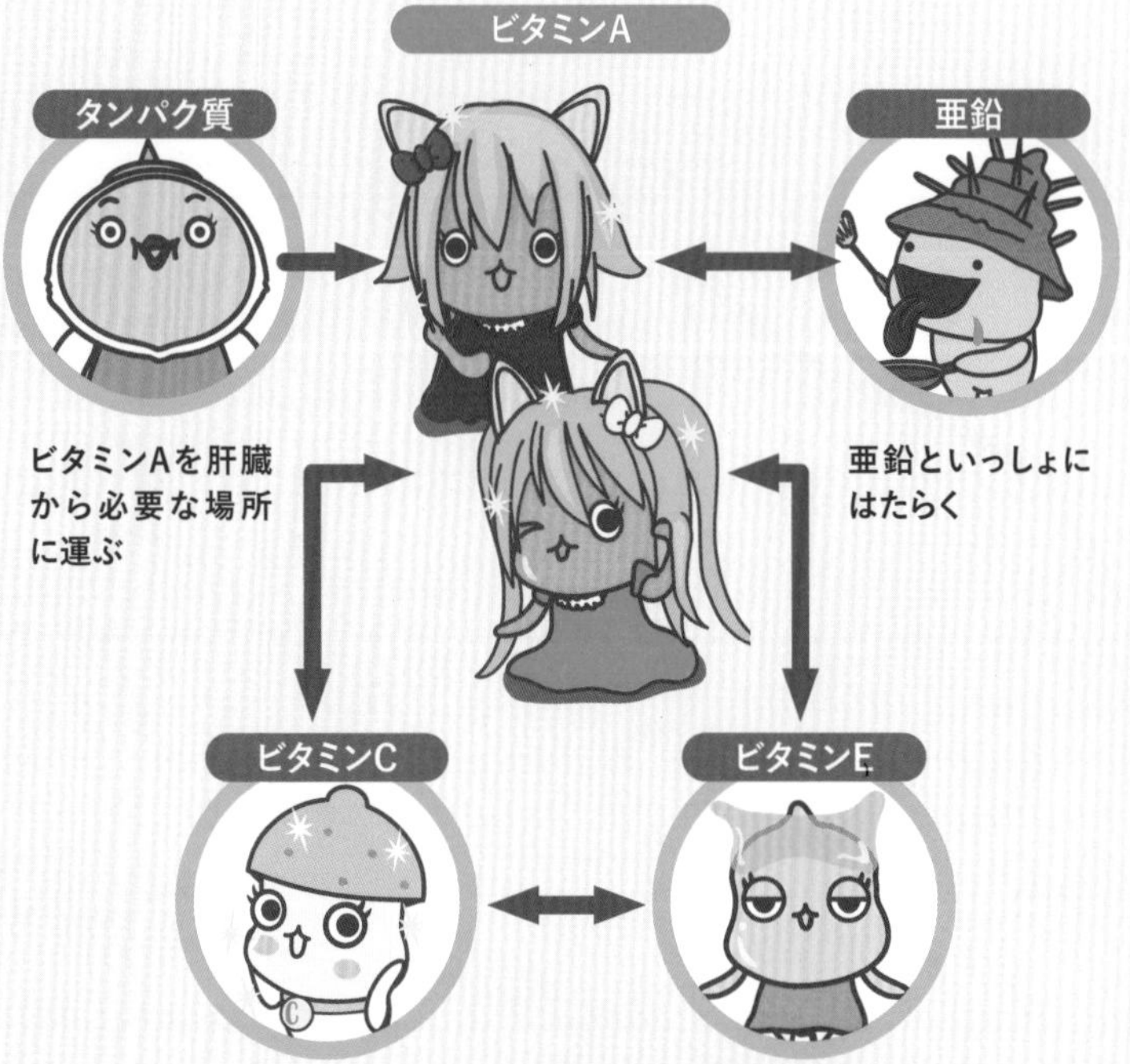
ビタミンA
タンパク質
亜鉛
ビタミンAを肝臓から必要な場所に運ぶ
亜鉛といっしょにはたらく
ビタミンC
ビタミンE

ビタミンA、C、Eは相乗効果で美肌効果がアップ

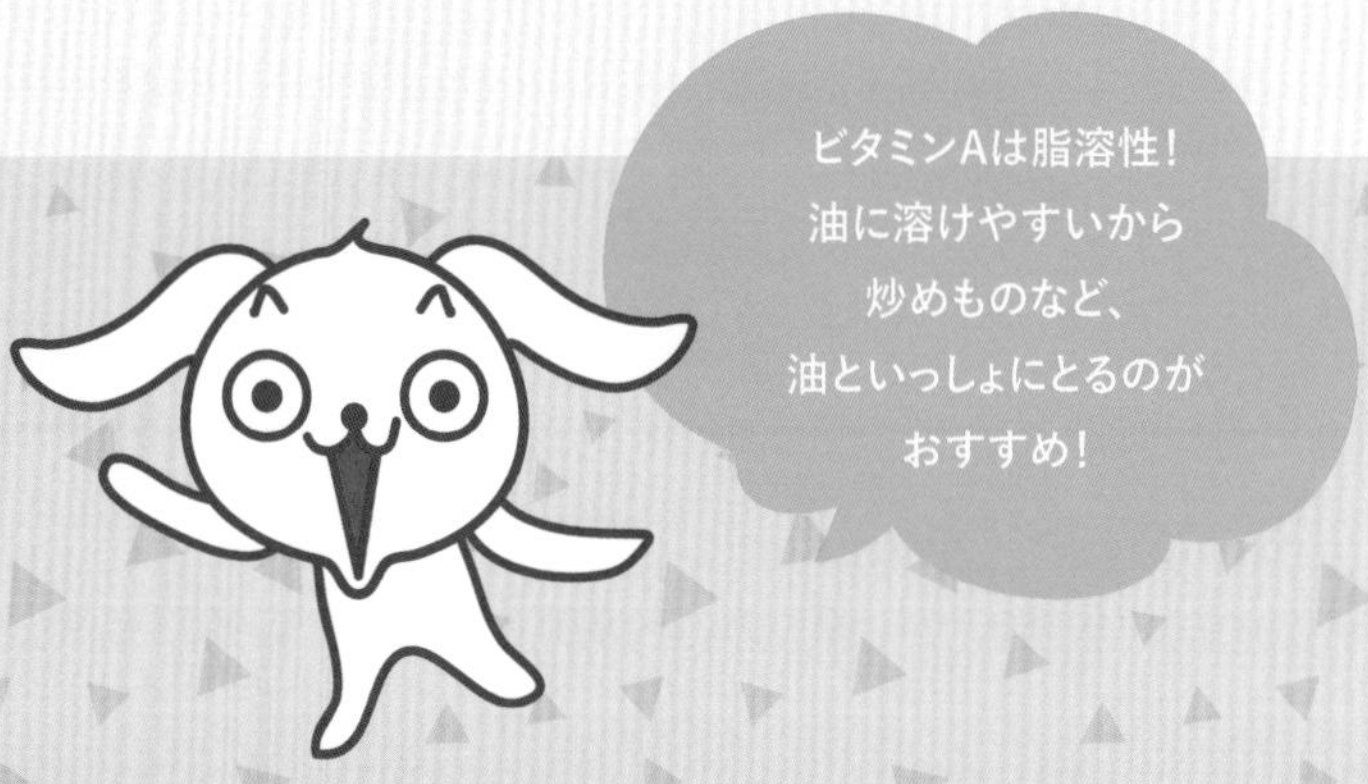
ビタミンAは脂溶性！
油に溶けやすいから
炒めものなど、
油といっしょにとるのが
おすすめ！

骨の成長を助ける！
ビタミンDくん

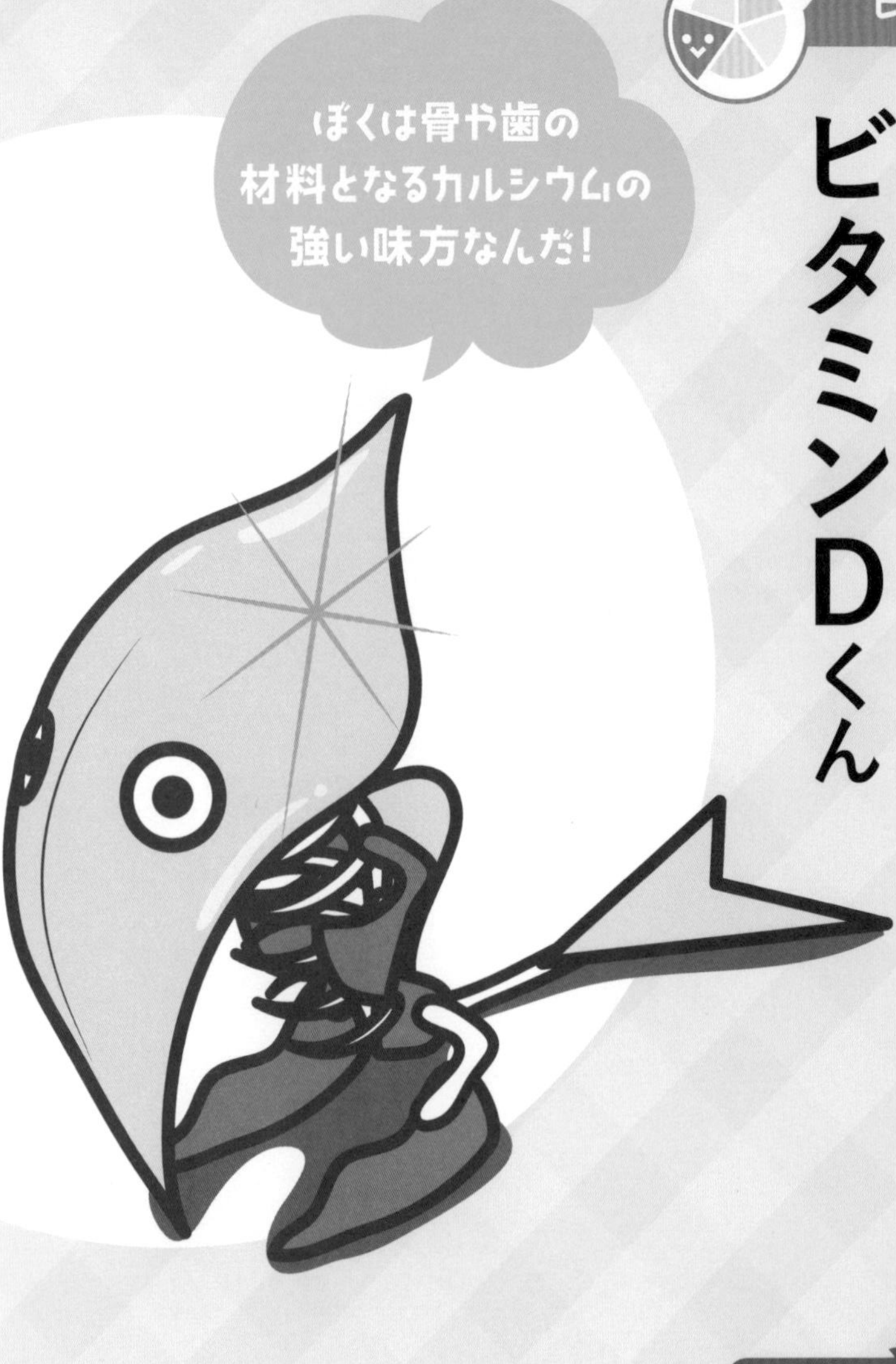
ぼくは骨や歯の
材料となるカルシウムの
強い味方なんだ！

生息地

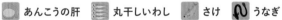

あんこうの肝　丸干しいわし　さけ　うなぎ
かれい　さんま　かつお　きのこ類（きくらげ、干ししいたけなど）

ぼくの仕事はカルシウムが
骨や歯の材料になれるように、
それぞれの場所へ届けることなんだ。

丈夫な骨や歯をつくるためにも、
ぼくの存在が欠かせないよ。

ぼくが足りなくなると骨の成長がさまたげられて、
X脚やO脚、骨粗しょう症の原因になるんだ。

どんな栄養素？

みんなが丈夫な骨と歯でいられるのは、ぼく、ビタミンDがからだの中ではたらいているからなんだ。**ぼくのおもな仕事は、骨の材料となるカルシウムのサポートをすること。食べものからカルシウムが吸収されやすくなるよう助けたり、骨や歯に届けたりと、大忙しさ。**

ぼくがサポートしているカルシウムは、筋肉を動かしたり正常に心臓を動かしたりするために、からだ中で仕事をしているんだ。だから、カルシウムは必要とされたときにいつでも活躍できるよう、血液に乗ってからだ中をめぐっているよ。

豆知識 花粉症などのアレルギー症状の改善にビタミンDが効果を発揮するという報告もある。

ぼくはこの血液中のカルシウム量を保つはたらきもしていて、**カルシウムが少なくなったら、骨からカルシウムを溶かして血液に届けているよ。**

ちなみに、日光を浴びるとぼくが皮ふでつくられるんだ。**ぼくには免疫力を高める力もあるから、ウイルスや細菌から、からだを守るために適度な日光浴をするのもおすすめだよ。**

不足すると…

ぼくが足りなくなると、骨の成長に大きな影響が出るよ。**たとえば、背骨や足の骨が曲がったり、X脚やO脚になったりするんだ。とくに大人は骨そしょう症になりやすくなるよ。それに、歯がもろくなって、虫歯にもなりやすくなるんだ。**

そうそう、妊婦さんは、自分の体内にあるカルシウムがお腹の赤ちゃんに吸収されるから、ぼくが不足しがち。だから意識的にとるようにしてね。

とりすぎると…

ぼくをとりすぎると、血管や心臓、肺などにカルシウムがたまりやすくなるよ。すると、腎臓に問題をおこしやすくなるんだ。とくに、サプリメントでとる場合は、とりすぎに十分注意してほしいな。

なかよし栄養素

ビタミンD

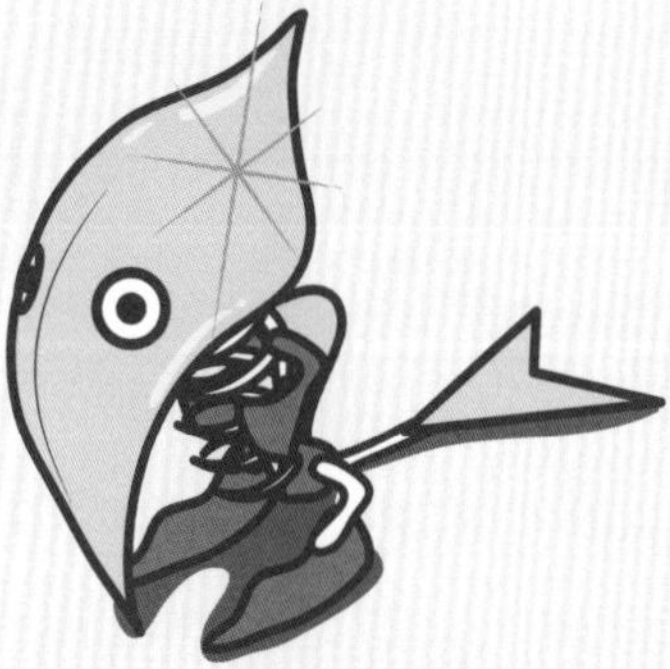

カルシウムの吸収を
助ける

カルシウム

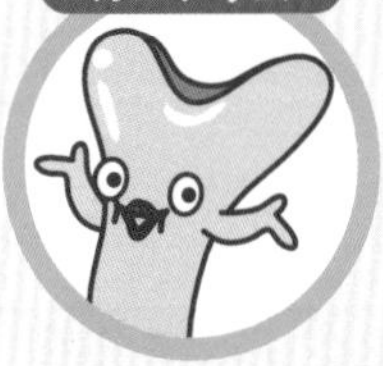

ビタミンDは
水に溶けないし、
熱や酸素の影響も
受けにくいから、
調理しても壊れにくいよ!

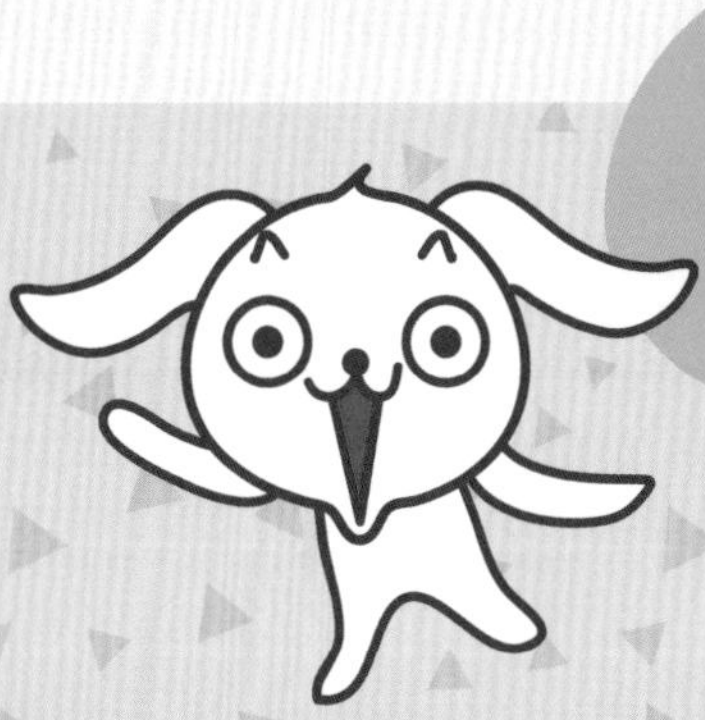

老化防止に!

ビタミンE姉さん

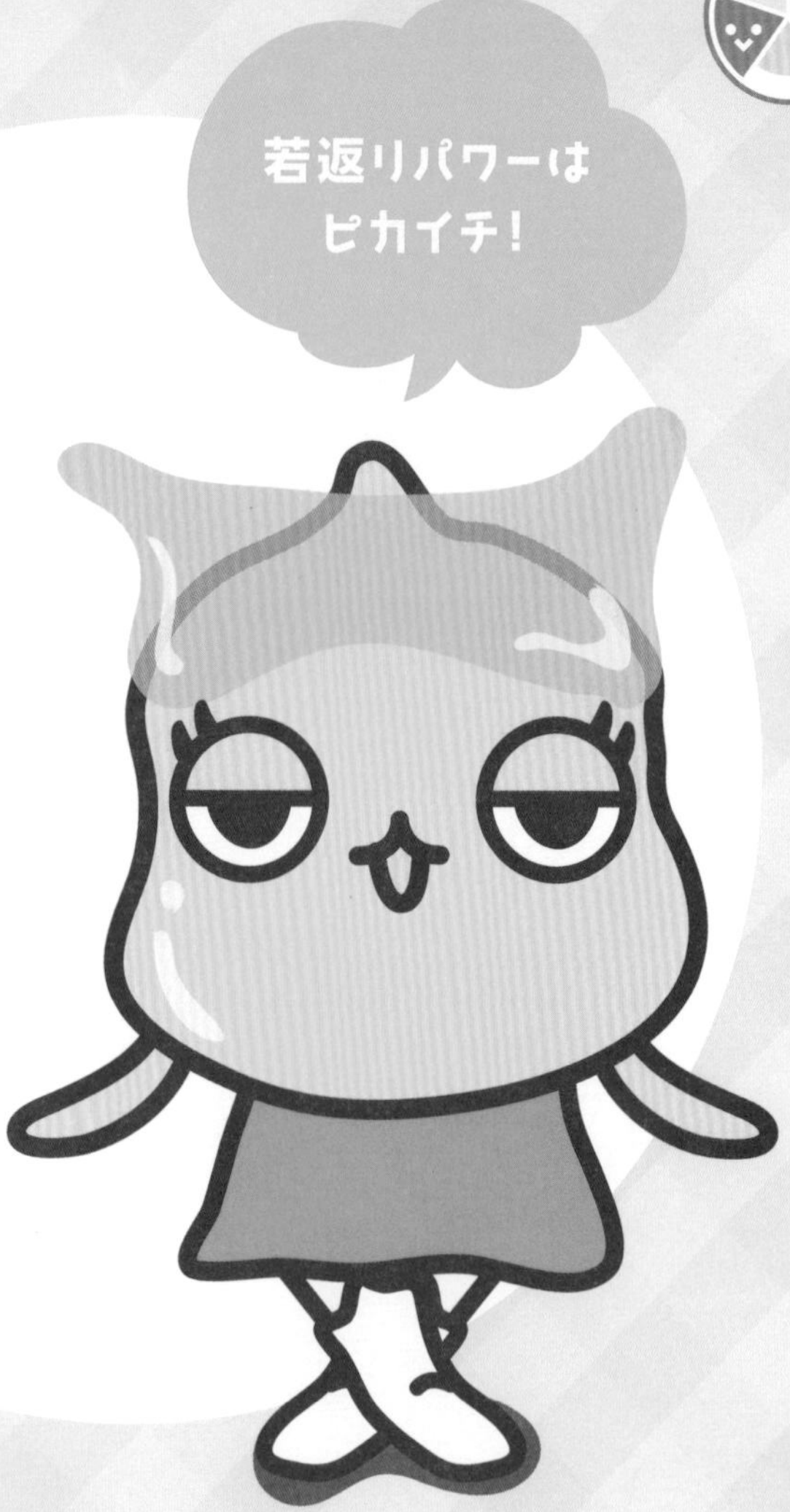

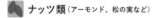

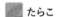

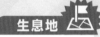

生息地

ナッツ類（アーモンド、松の実など）　植物油（ひまわり油、紅花油など）

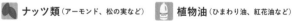

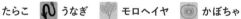

たらこ　うなぎ　モロヘイヤ　かぼちゃ

ほうれん草　アボカド

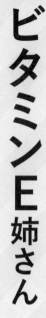

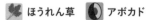

わたしには老化を防ぐ効果があるわ。
お肌のシミやシワをわたしといっしょになくしましょ♪

わたしには血液をサラサラにして、
動脈硬化を防ぐはたらきもあるの。
だから「血管の掃除人」とも呼ばれているわ。

わたしが足りないと、
シミやソバカスが増えるうえに、
冷え性になることもあるわ。

どんな栄養素？

人間が老いる理由の1つが活性酸素。呼吸によって体内にとりこまれた酸素があまると活性酸素に変わるわ。これが細胞にくっつくと細胞は酸化、つまりサビてしまうの。サビた細胞はつぎつぎに傷ついて死んでいくわ。これが老いが進むということよ。**わたしの役割は、活性酸素による酸化を抑えこんで、老化を防ぐことなの。この力のことを「抗酸化作用」というわ。**

シミやシワといった表面的な老化はもちろん、内臓の老化を防ぐ効果があるのもわたしのじまんなの。血液の流れが悪

豆知識　ビタミンEは酸化を防ぐための食品添加物としても、広く使われている。

くなる動脈硬化などの病気の予防にも役立っているのよ。

さらに、わたしには血行をよくする力もあるから、冷え性や頭痛、肩こりなどにも力を発揮するわ。それに女性ホルモンとも深い関係があるから、赤ちゃんが欲しい女性には大切なビタミンなのよね。

不足すると…

からだの中でわたしが少なくなってくると、活性酸素が増えてくるわ。すると、この活性酸素が、からだのさまざまな器官をサビさせてしまうの。**こうなるとシミやソバカスが増えるのはもちろん、冷え性になることもあるのよ。**また、**血管がサビると動脈硬化になってしまうわ。**女性の場合は、赤ちゃんができにくくなる危険もあるの。

とりすぎると…

ふだんの食事でわたしをとりすぎることはほとんどないわ。でもサプリメントでとる場合は注意して。**量が多すぎると、肝臓にトラブルがおきることがあるわ。それに血液が固まりにくくなって、すり傷から血が止まらなくなったり、脳出血のリスクが高くなったりするのよ。**

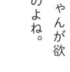

なかよし栄養素

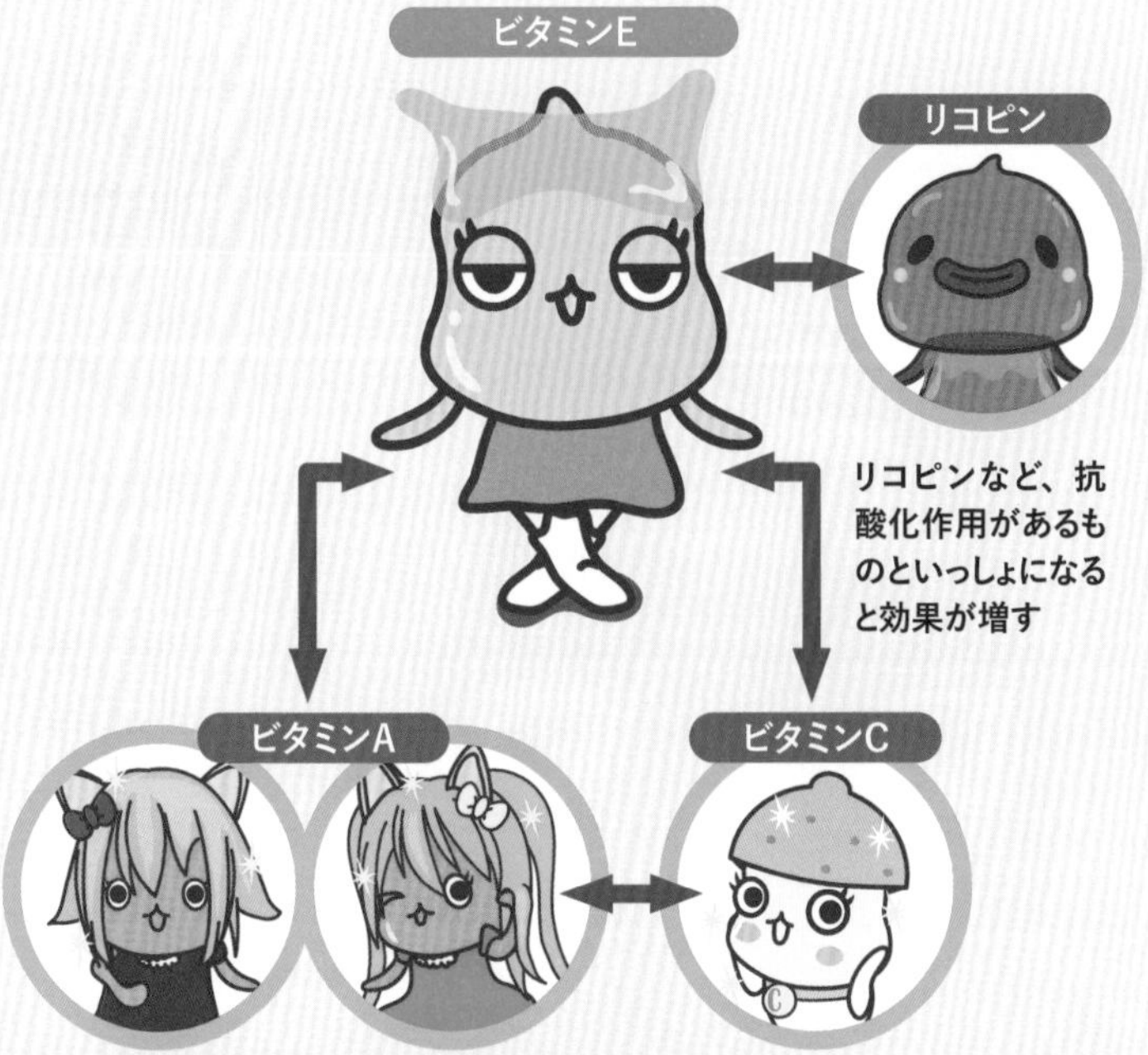
ビタミンE
リコピン
リコピンなど、抗酸化作用があるものといっしょになると効果が増す
ビタミンA
ビタミンC

ビタミンA、C、Eは相乗効果で美肌効果がアップ

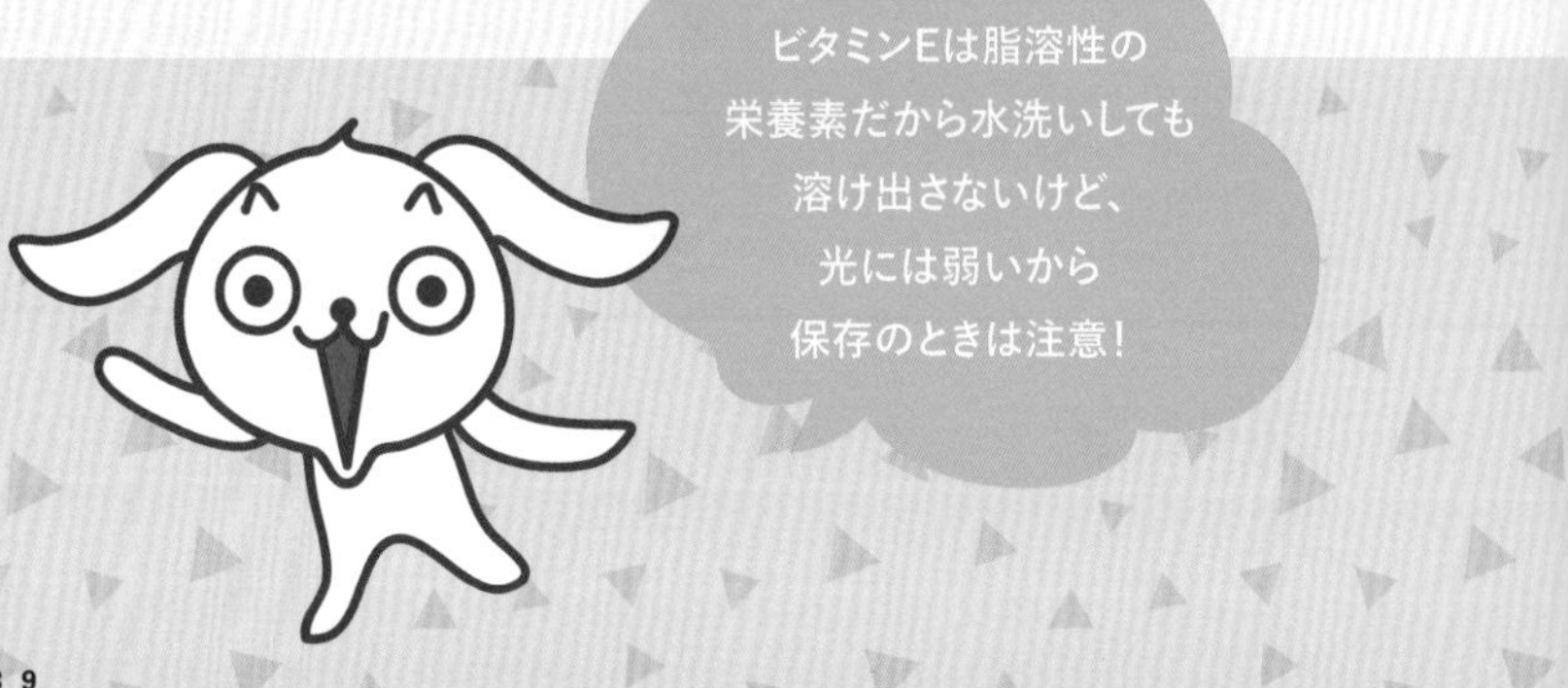
ビタミンEは脂溶性の
栄養素だから水洗いしても
溶け出さないけど、
光には弱いから
保存のときは注意!

出血を止めるためにはたらく！ ビタミンKくん

からだを
めぐる血にも
関係しているよ！

生息地

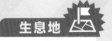

納豆　モロヘイヤ　あしたば　小松菜

ほうれん草　菜の花　キャベツ　わかめ

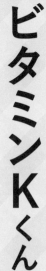

「止血ビタミン」と呼ばれるおいらは、出血を止めるサポートをしているよ！

カルシウムを助けて骨を丈夫にするっていう役割もあるんだ。カルシウムが骨から溶け出すのを抑える仕事もするよ。

鼻血が出やすいと感じたら、おいらが足りないサインかも！

どんな栄養素？

おいら、ビタミンKは血液に関係する栄養素だよ。

転んでひざから血が出たときに自然と止まるのは、おいらがスピーディーに仕事をしているからさ。だから「止血ビタミン」とも呼ばれているんだよ。血が止まらなければ命にかかわることもあるよね。だから、血液の中にある血止め成分がうまくはたらくように、おいらが素早くサポートしているんだ。

それから、おいらは骨の材料であるカルシウムが骨にくっつくのを助ける仕事もしているよ。おいらがいないと、せっか

豆知識　ビタミンKの「K」は、ドイツ語で凝固という意味の「Koagula《コアグラ》tion《チオン》」という単語の頭文字からとったもの。

く食べものから吸収されたカルシウムが、骨から血液に溶けていってしまうんだ。

不足すると…

出血が止まりにくいのは、おいらが不足しているサイン。鼻血が出やすいときは、おいらをきちんと食べものからとれていないのかも!?

それから、おいらが足りなくなってくると、骨や歯にカルシウムがくっつきづらくなって、少しずつもろくなるよ。その結果、**虫歯になりやすくなったり、骨そしょう症や骨折をおこしやすくなったりすることもあるんだ。**そうなる前に、おいらをしっかりとるようにしてね。おいらは緑黄色野菜や発酵食品に多いんだ。ぜひ食事にとり入れてほしいな。

でもね、実はおいら、腸にいる細菌たちにつくってもらうことができるんだ。だから、あまり足りなくなることはないけれど、生まれたばかりの赤ちゃんは注意が必要だよ。赤ちゃんは腸の細菌が少ないから、ぼくを十分つくれないこともあるんだ。それにぼくは、母乳にもあまり含まれていないんだよね……。もし、**赤ちゃんのからだの中でぼくが不足すると、頭で出血がおきて、嘔吐やけいれんをおこすよ。**そうならないために、ぼくの入ったシロップをあたえることもあるんだ。

なかよし栄養素

ビタミンK

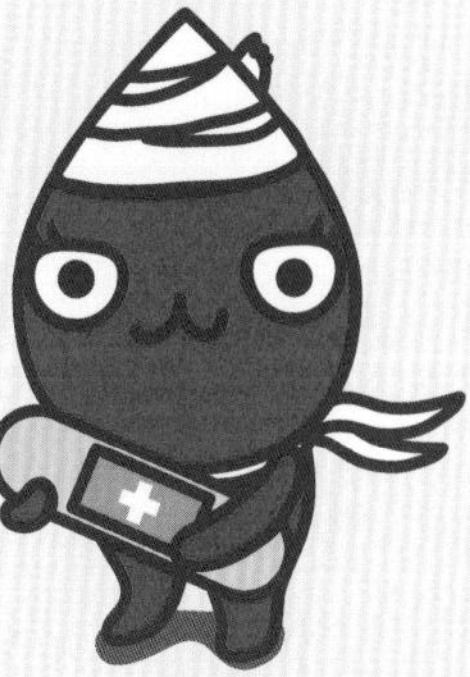

カルシウムを骨にとりこむのを助ける

カルシウム

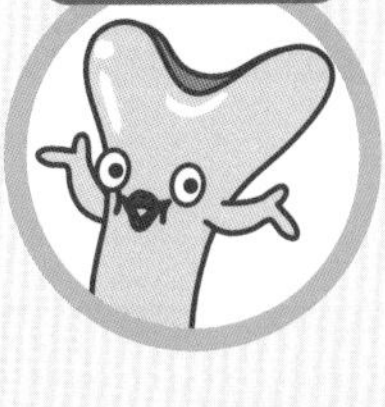

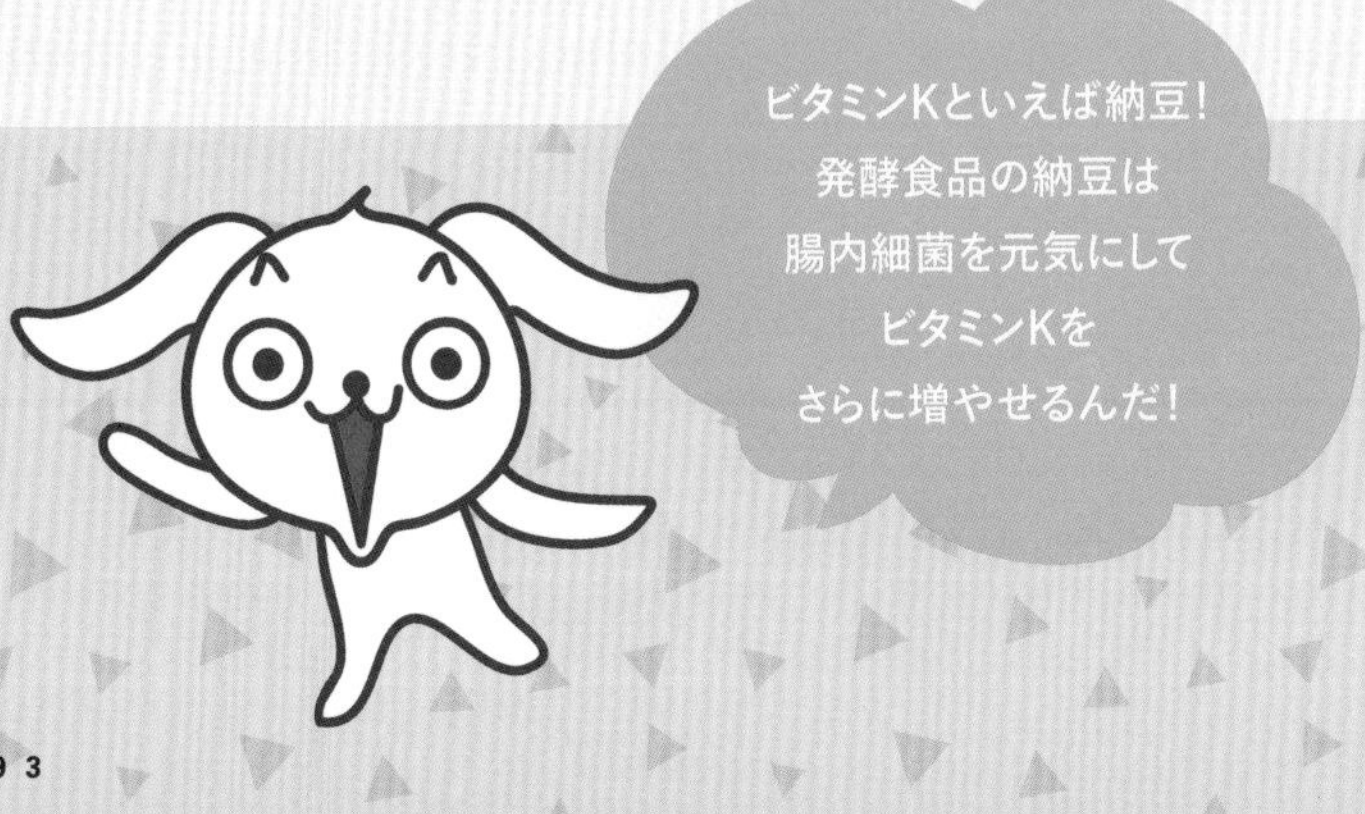
ビタミンKといえば納豆!
発酵食品の納豆は
腸内細菌を元気にして
ビタミンKを
さらに増やせるんだ!

第3章

ぼくたちがミネラル

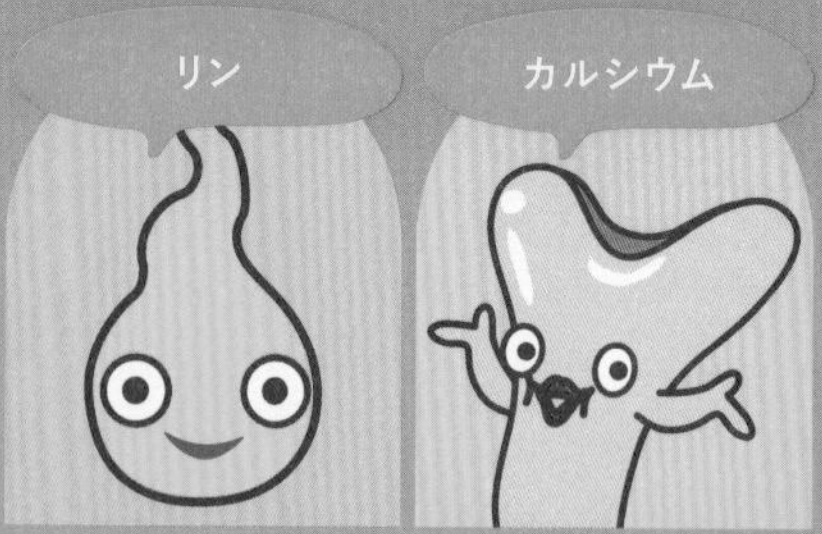

ぼくたちミネラルのおもなはたらきは、からだの調子やその機能を整えること。骨や血液といったからだの成分になったり、筋肉や神経などをきちんとはたらかせたりする力があるよ。ここではからだに必要なミネラル16種類のうち、「必須ミネラル」と呼ばれる13種類を紹介するね。

必須ミネラルには、1日に必要な摂取量がおよそ100ミリグラム以上の「主要ミネラル」と、100ミリグラム未満の「微量ミネラル」の2種類があるんだ。主要ミネラルには、カルシウム、マグ

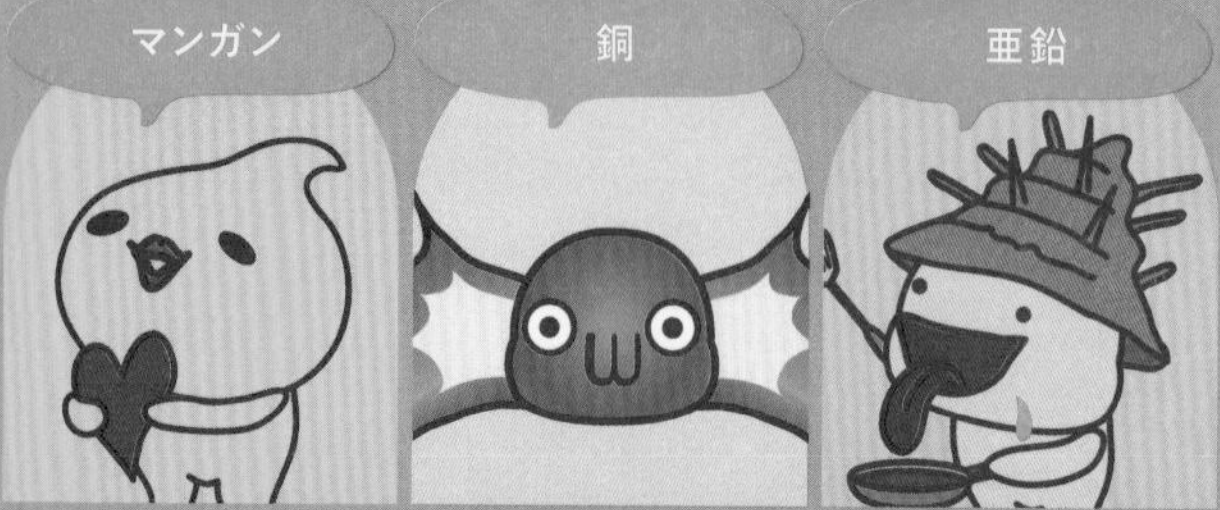

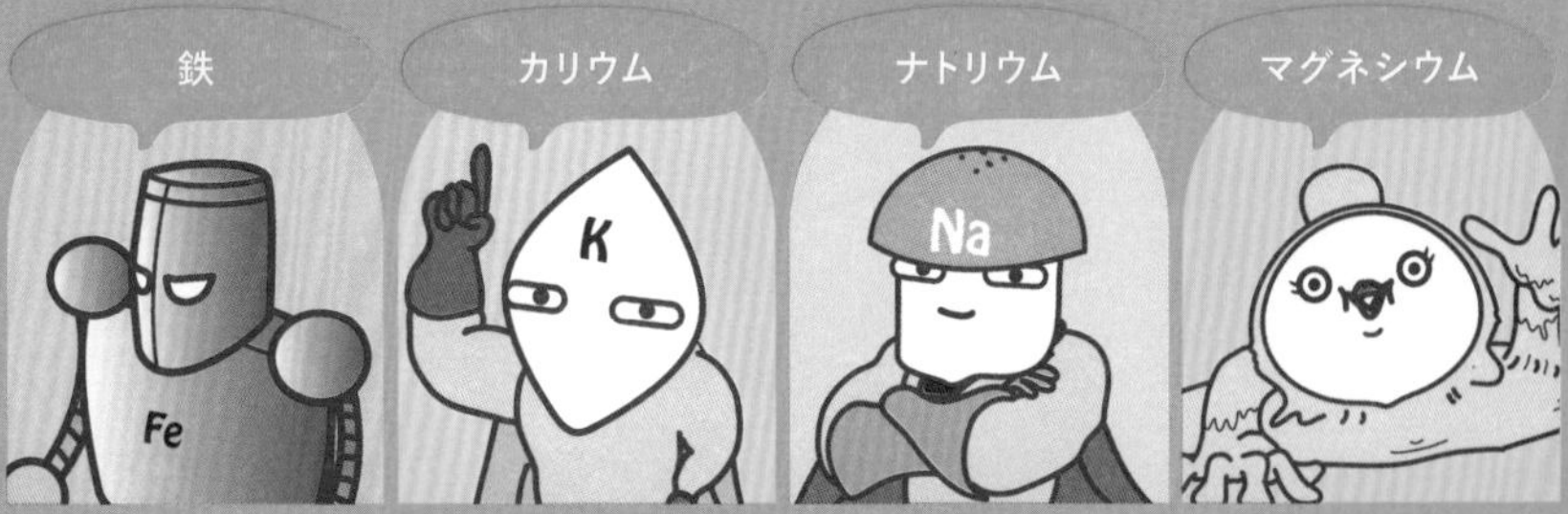
鉄
カリウム
ナトリウム
マグネシウム

ネシウム、リン、ナトリウム、カリウムの5つがあるよ。骨や歯をつくったり、水分量の調整をしたりといったはたらきがあるんだ。いっぽう、微量ミネラルは、鉄、亜鉛、銅、マンガン、クロム、モリブデン、セレン、ヨウ素の8つ。血液など、からだの成分になったり、筋肉や神経などのはたらきを整えたりするよ。

　たくさんの種類があるミネラルだけど、それぞれからだに必要な量はほんのちょっとなんだ。だからといって少なすぎてもいけないし、とりすぎもからだに悪い影響をあたえてしまうよ。たとえばナトリウムを主成分とする塩分のとりすぎで、からだがむくんだり、高血圧を引きおこしたりするのもその1つ。ふだんの食事で少しずつ補給していくことがポイントなんだ。

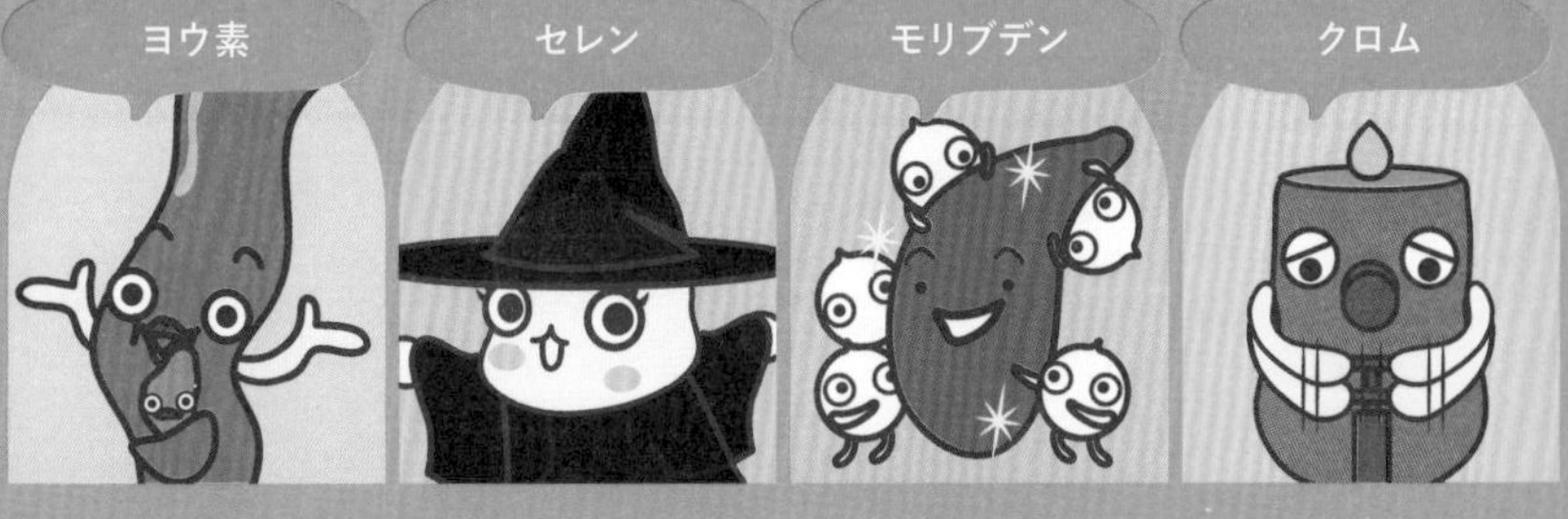
ヨウ素
セレン
モリブデン
クロム

骨や歯をつくる！カルシウムくん

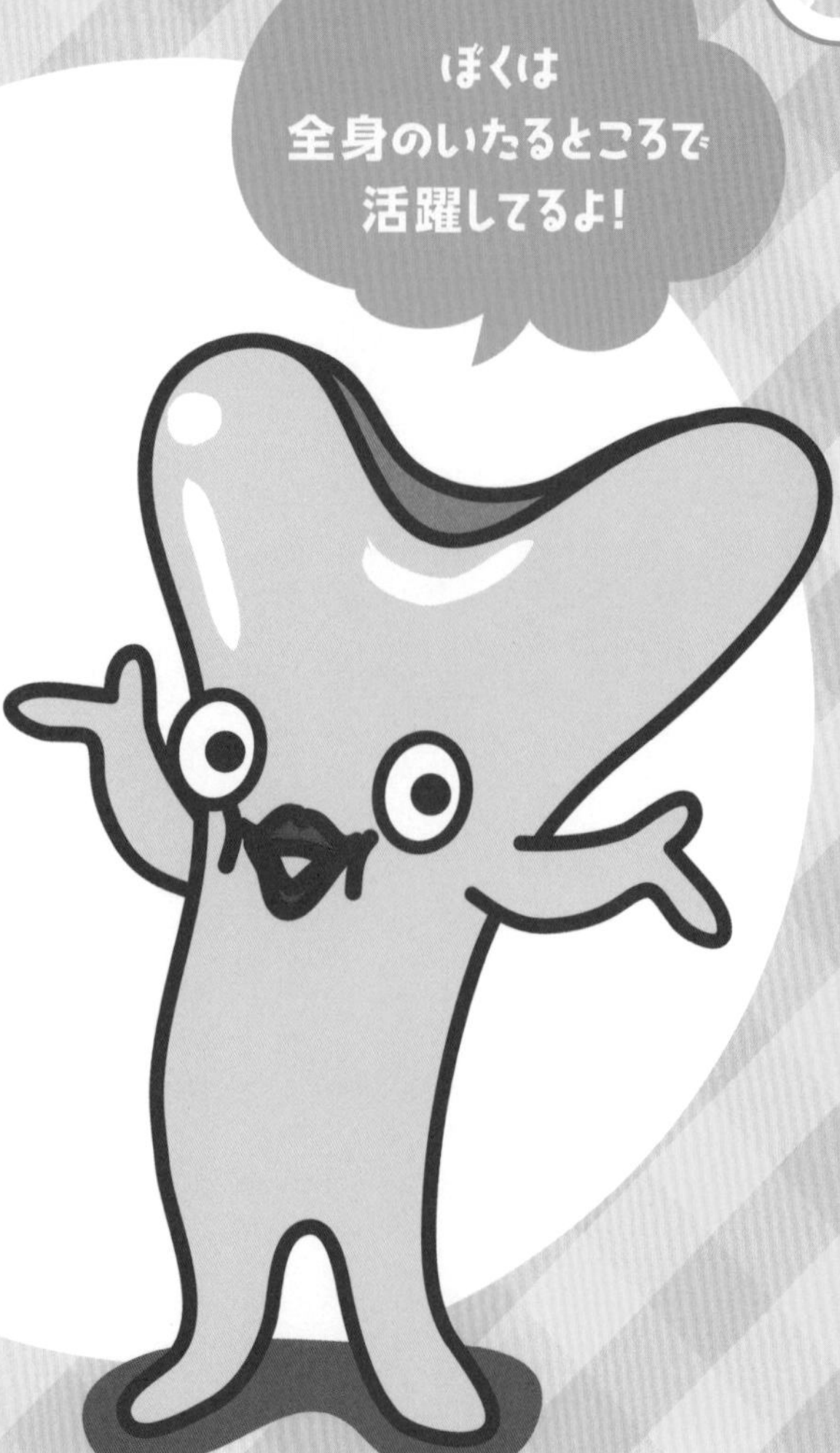
ぼくは
全身のいたるところで
活躍してるよ！

生息地

干しえび　小魚（わかさぎ、ししゃも、にぼしなど）　牛乳
乳製品（ヨーグルト、チーズなど）　モロヘイヤ　小松菜　水菜
ひじき　ごま

ぼくは骨や歯を形づくる栄養素。
ビタミンDとビタミンKに
助けてもらいながらはたらいているんだ。

筋肉が動くように刺激したり、
血管の壁を強くしたりと、
ぼくの活躍の幅はとても広いよ！

虫歯になりやすい、足がつるなんて人は、
ぼくがしっかりとれていないかもしれないね。

どんな栄養素？

ぼくはカルシウム！　**みんなの骨や歯は、ぼくが材料となって形づくられているって知ってた？**　え？　当然知ってるって？　じゃあ、ぼくは人間のからだの中で、一番多いミネラルだってことは知っているかな？　おまけに、その量は大人でなんと約1キログラムもあるんだ。これは、さすがに知らなかったんじゃないかな？

ぼくのほとんどは骨や歯に使われるけれど、からだをスムーズに動かすためにも使われているよ。たとえば、歩いたり走ったりするのもそう。筋肉が動くよ

豆知識　近年、カルシウムを多く摂取している人のほうが体重や体脂肪の増加が少ないという報告も。

うにスイッチを入れるのも、ぼくの仕事なんだ。**さらには血管の壁を強くしたり、血圧を下げたりと、幅広く活躍しているよ。**ぼくはからだにとって、とても重要な栄養素なんだ。

　こんなふうに、からだのいたるところで大事な仕事をしているぼくは、必要とされたらすぐにかけつけなきゃいけないんだ。だから、つねに血液の流れに乗って、全身をめぐっているんだよ。

不足すると…

　血液の中のぼくの量が少なくなると、ぼくは骨から溶け出して、足りなくなった分を補おうとするんだ。**溶け出す量が多くなると、骨が弱くなって折れやすくなったり、虫歯になりやすくなったりするよ。それによく足がつるのも、ぼくが不足しているサインかも！**

　もし、カルシウム不足が長い間続いたら、どうなると思う？　骨から溶け出して血液にまじるぼくの量が増えすぎて、よぶんなカルシウムが血管にくっついてしまうんだ。そうすると、**高血圧や動脈硬化などの生活習慣病を引きおこして、命の危険につながる場合もあるよ。**だから、ぼくが不足しないように、十分気をつけてほしいな。

なかよし栄養素

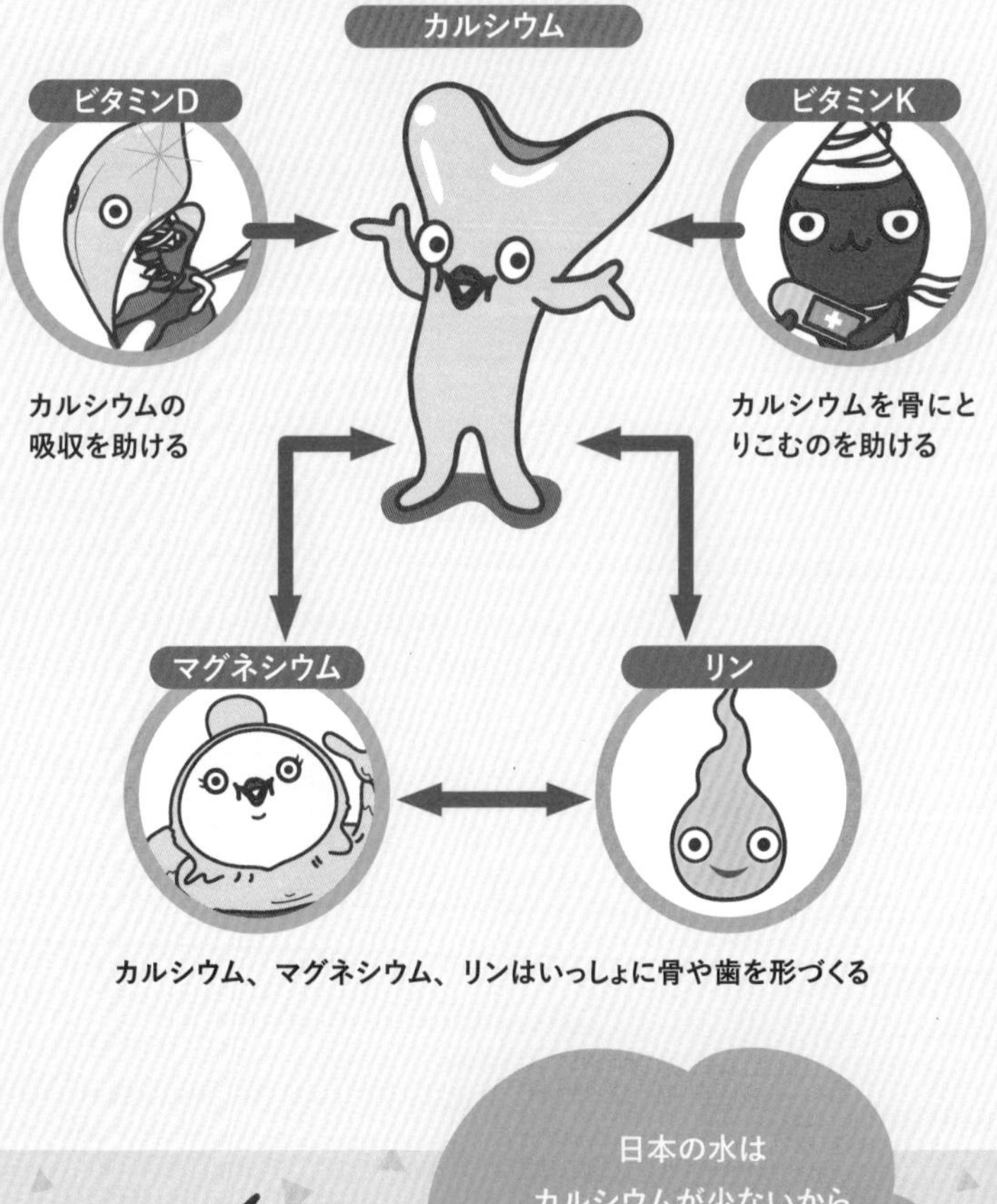
カルシウム
ビタミンD
ビタミンK
カルシウムの
吸収を助ける
カルシウムを骨にと
りこむのを助ける
マグネシウム
リン

カルシウム、マグネシウム、リンはいっしょに骨や歯を形づくる

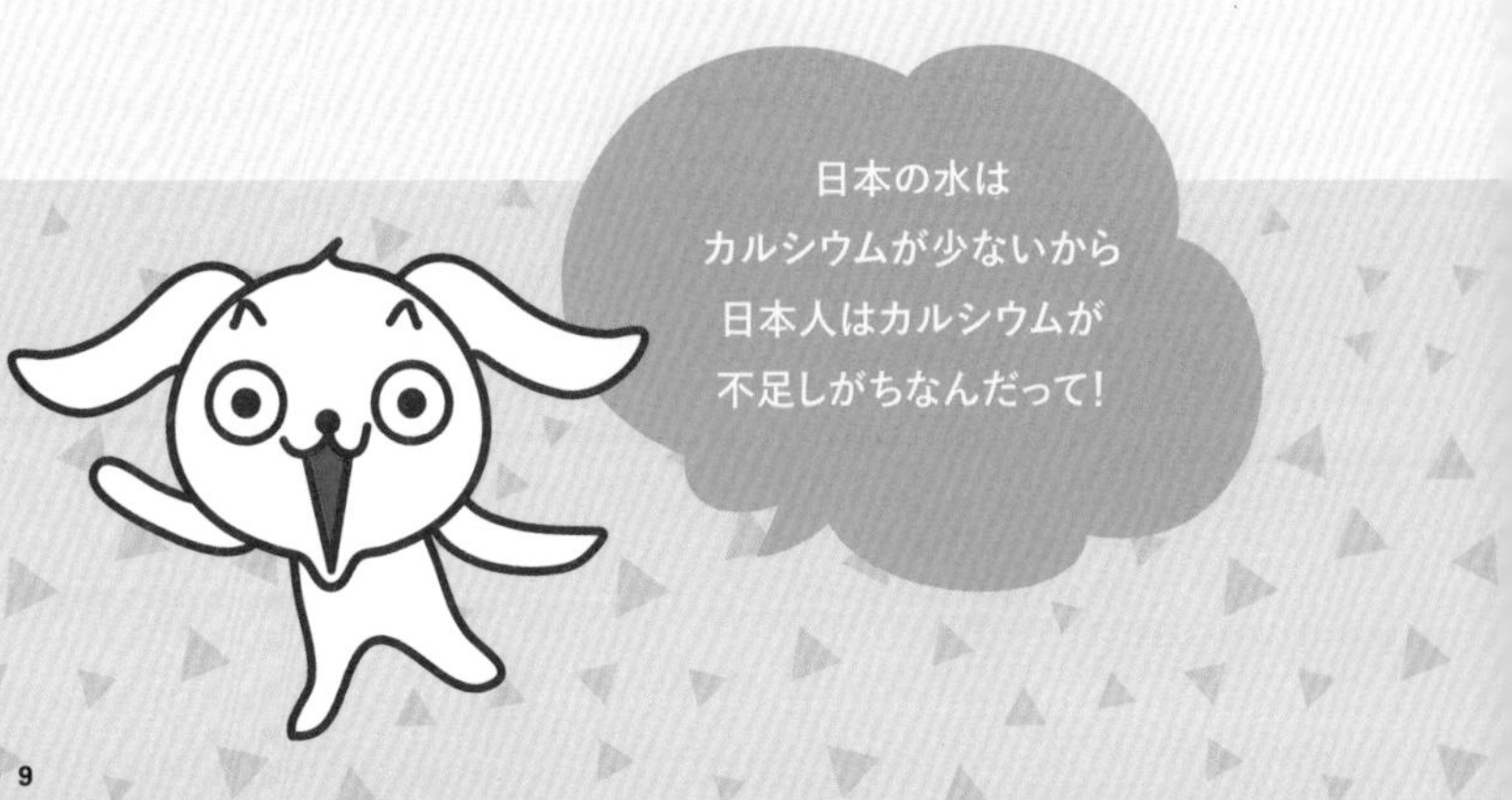
日本の水は
カルシウムが少ないから
日本人はカルシウムが
不足しがちなんだって!

カルシウムをサポートする！ リンくん マグネシウムどん

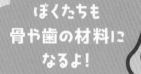

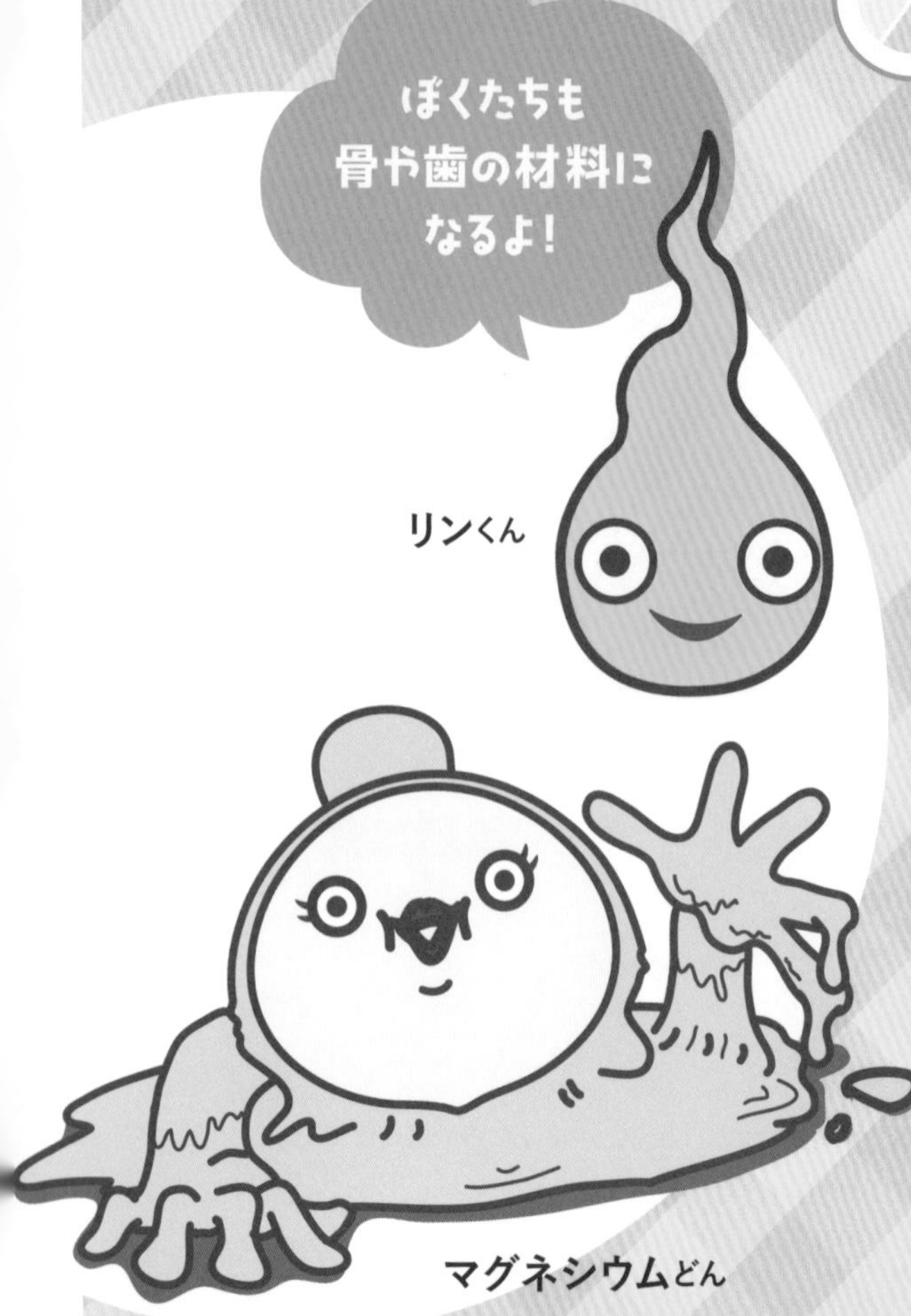

生息地

リンくん	チーズ　魚類（きんめだい、わかさぎなど）　レバー（豚、牛、とり）
マグネシウムどん	ナッツ類（アーモンド、ピーナッツ、カシューナッツなど）　大豆　玄米　ほうれん草　ひじき

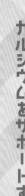

カルシウムを助けるのが、ぼくらの役割。
ぼくらとカルシウムで骨や歯を形づくっているんだ。

リンはエネルギーをつくるためにも
役立っているよ。

マグネシウムは筋肉の動きをなめらかにするなど、
いろいろなはたらきをしているんだ。

どんな栄養素？

ぼくらリンとマグネシウムは、カルシウムといっしょに骨づくりをしている仲間なんだ。**骨や歯の材料となって、強く丈夫なからだをつくるために、ひと役かっているよ。**

リンはこのほかにも、エネルギーづくりにかかわったり、細胞膜づくりではたらいたり、脳や神経がきちんと動くようバックアップしたりと大忙し。マグネシウムも筋肉の動きをスムーズにしたり、血圧の調整をしたり、新陳代謝やエネルギーづくりを助けたりと、からだのいたるところで活躍しているよ。

豆知識　マグネシウムは豆腐に使われるにがりの成分でもある。

からだによく吸収される比率は、リンとカルシウムが1対1、マグネシウムとカルシウムが1対2なんだ。

不足すると…

マグネシウムが不足してしまうと、筋肉にトラブルがおこって、筋肉痛のほか心筋梗塞など、心臓の病気になってしまうことがあるよ。

リンはさまざまな食べものに広く含まれているから、足りなくなることはあまりないけれど、もし不足したら大変！神経の病気などになる可能性があるから、注意してほしいな。

とりすぎると…

最近よく聞くのが、リンのとりすぎ。リンはインスタント食品や清涼飲料水など、身近な食品の添加物として使われているからとりすぎてしまいがちなんだ。

リンをとりすぎると、腎臓に障害をおこす危険があるよ。また、からだの中のカルシウムやマグネシウムとのバランスがくずれて、骨そしょう症になることも。

マグネシウムはとりすぎても、おしっこや汗としてからだの外に出ていくから、あまり心配はないみたい。でも、大量のお酒やコーヒーを飲み続けると、からだから出ていきすぎるから気をつけて！

なかよし栄養素

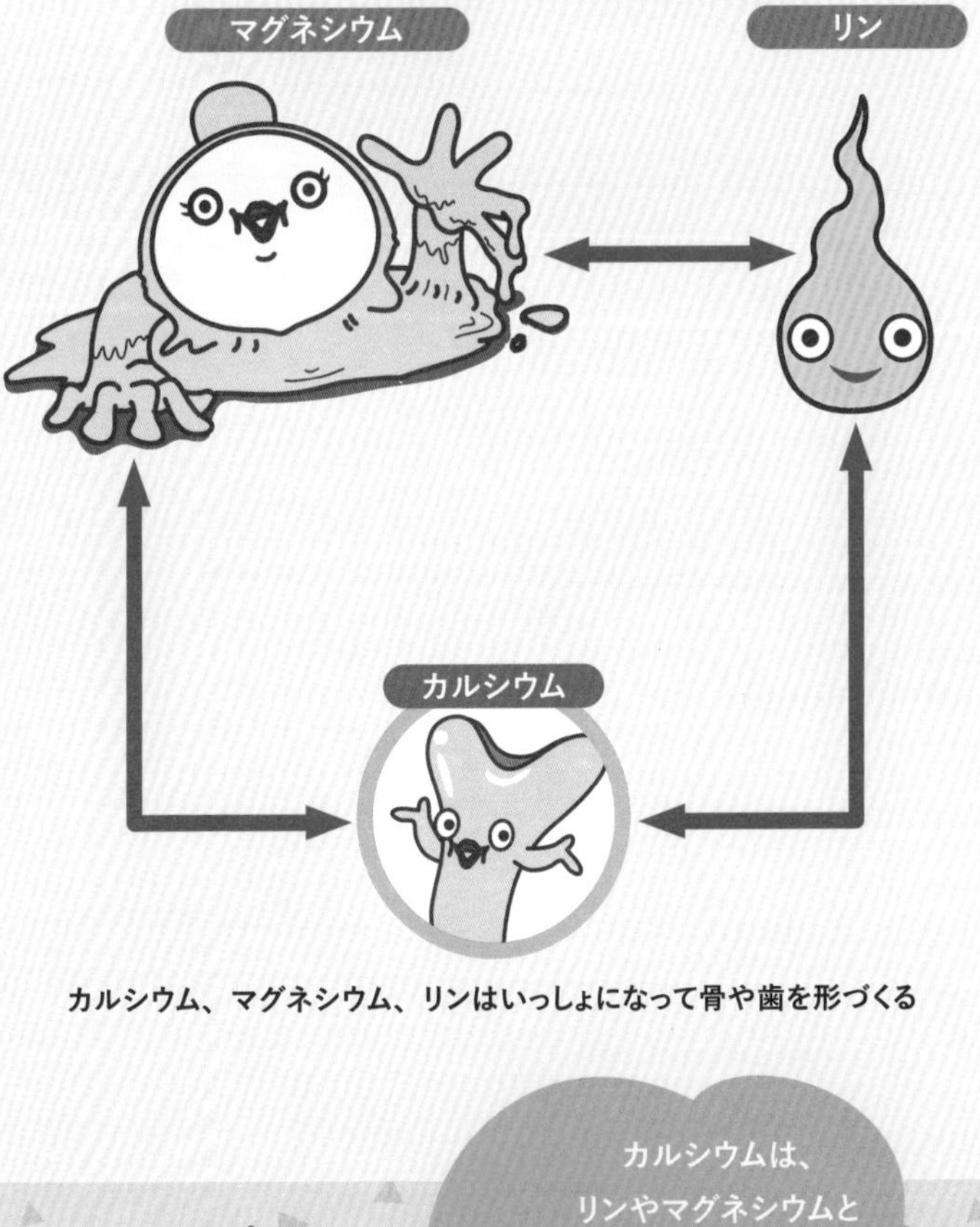
マグネシウム
リン
カルシウム

カルシウム、マグネシウム、リンはいっしょになって骨や歯を形づくる

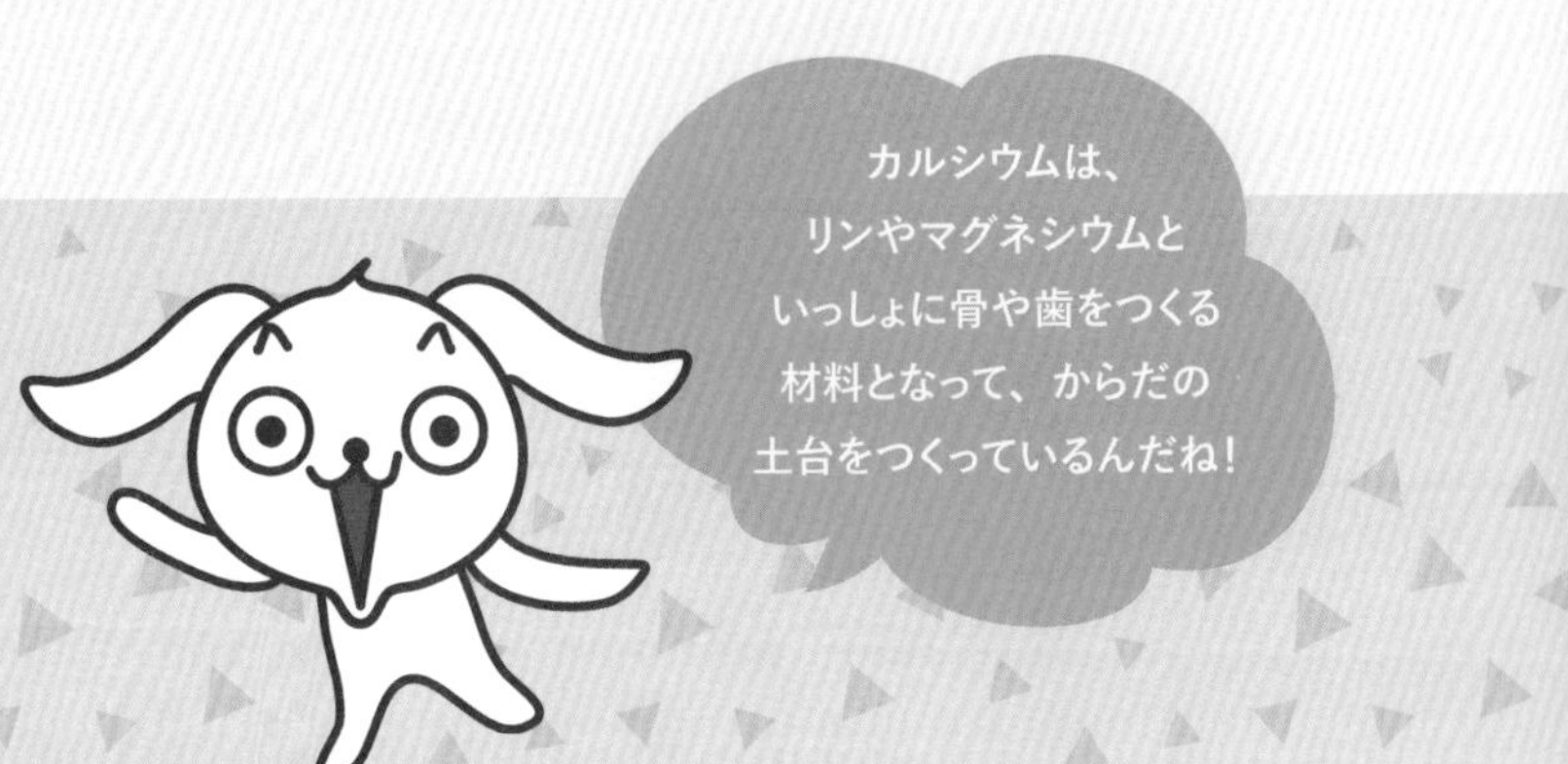
カルシウムは、
リンやマグネシウムと
いっしょに骨や歯をつくる
材料となって、からだの
土台をつくっているんだね！

からだの水分を調節する！

ナトリウムマン カリウムマスク

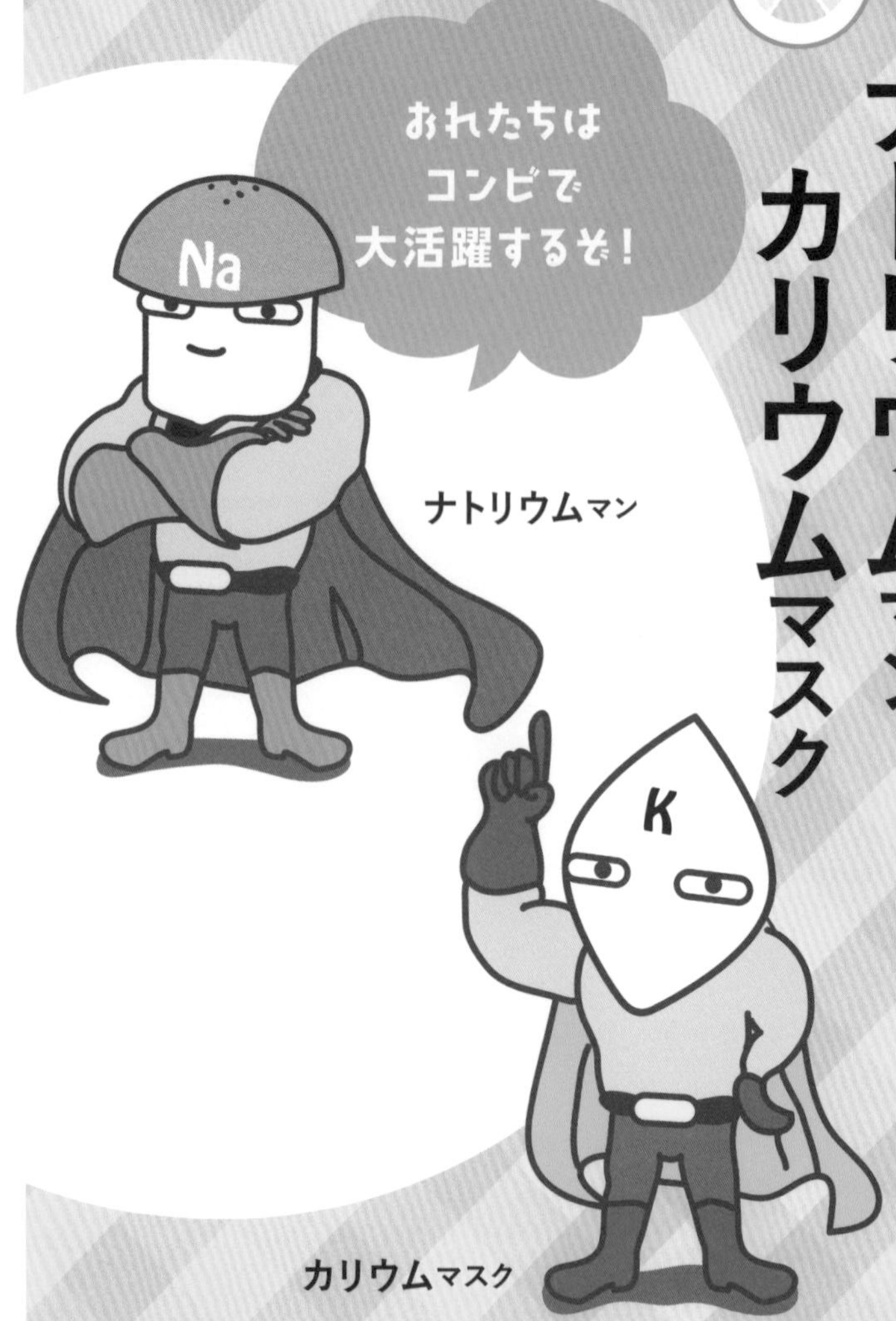
おれたちは
コンビで
大活躍するぞ！
Na
ナトリウムマン
K
カリウムマスク

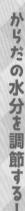

生息地

ナトリウムマン	食塩	みそ	しょうゆ	梅干し
カリウムマスク	ほうれん草	アボカド	いも類（さといも、じゃがいもなど）	
	納豆	大豆	海藻類（ひじき、こんぶなど）	バナナ

ナトリウムの得意技は、
細胞がはたらくために必要な
からだの水分を保つことなんだ。

カリウムの得意技は、
ナトリウムの量を調整することだ。
そうやって、水分量や血圧を調整しているぞ。

ナトリウムが足りなくなると、
細胞がはたらかなくなってしまうぞ！

どんな栄養素？

おれたちの一番の仕事は、からだの水分調節だ。細胞がはたらくためには水分が欠かせない。**ナトリウムは、その水分を保つ役割をしているぞ。**そんなナトリウムは、からだにとってとても重要な栄養素といえるな。しかし増えすぎるのは問題だ。からだの中のよぶんな水分を増やしてしまうからな。

そんなとき、増えすぎた水分をもと通りにするのが、カリウムだ。**カリウムには、よぶんなナトリウムをからだの外に出すはたらきがある。ナトリウムの量を調整することで、からだの水分量をベストなバ**

豆知識　水分を保つナトリウムは塩からいものに多く含まれる。塩分が濃いものを食べてむくむのはナトリウムの増えすぎによるもの。

ランスに調整しているんだ。そうすることで血圧も調整しているんだぞ。

それにおれたちは、2人で協力して筋肉の伸び縮みや、神経の伝達を正常に保つはたらきも担っているんだ。

不足すると…

からだの中でナトリウムの濃さは一定と決まっているぞ。だから、**ナトリウムが不足すると、からだの水分が減ってしまうんだ。**からだの水分が減れば、血液の量なども減ることになる。すると、全身に栄養や酸素が行き届かなくなって、元気がなくなったり、だるさや食欲の低下がおこったりするんだ。

いっぽうで、カリウムが足りなくなると、エネルギーづくりがうまくできずに脱力感がおこるぞ。

とりすぎると…

なんといっても気をつけたいのはナトリウムのとりすぎ。高血圧や胃がん、心疾患になりやすくなるぞ。だからナトリウムのもとになる塩分はできるだけ控えることだ。カリウムのとりすぎはあまり心配いらないが、腎臓が弱っている場合は不整脈や嘔吐、下痢などをおこすぞ。

知りたい！栄養素

ナトリウム—カリウムポンプ

細胞内のナトリウムの量を一定に保つ機能をナトリウム—カリウムポンプというぞ。細胞の外の水にはナトリウムが、中の水にはカリウムが多くいるんだ。もし、細胞の中のナトリウムが増えると、外にいたカリウムが中に入り、からだのエネルギーを使ってナトリウムを外へ追い出す。こうやってバランスをとり、細胞がきちんと活動できるようにしているんだ。

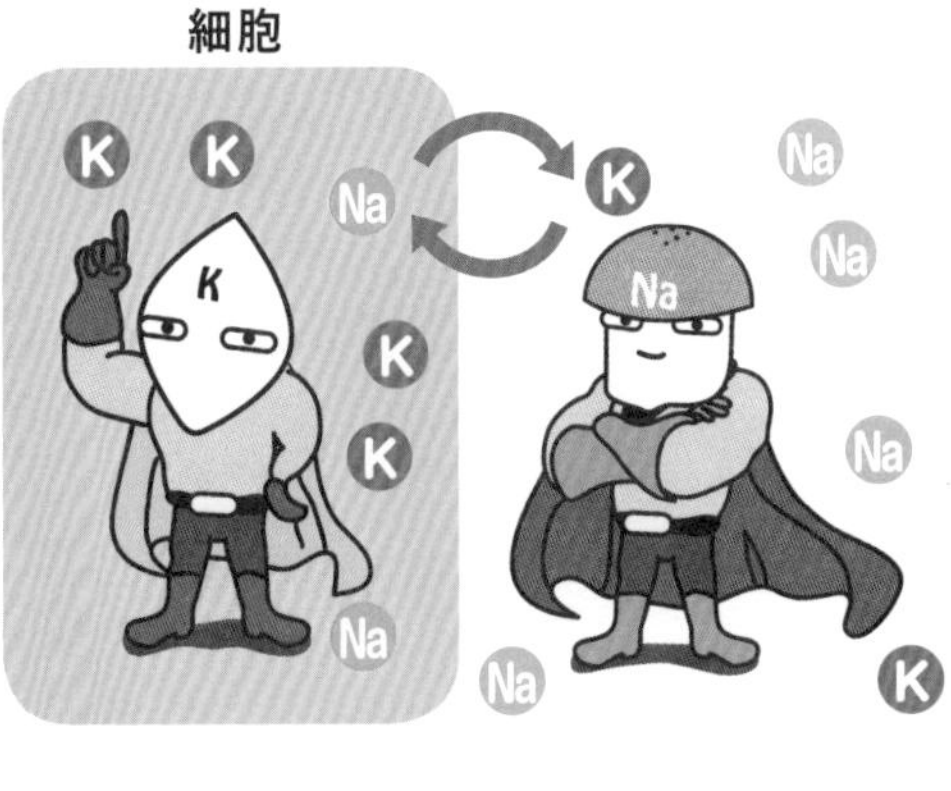

血液の成分になる！
鉄兄さん

みんなの
パワーを生み出す、
影の主役！

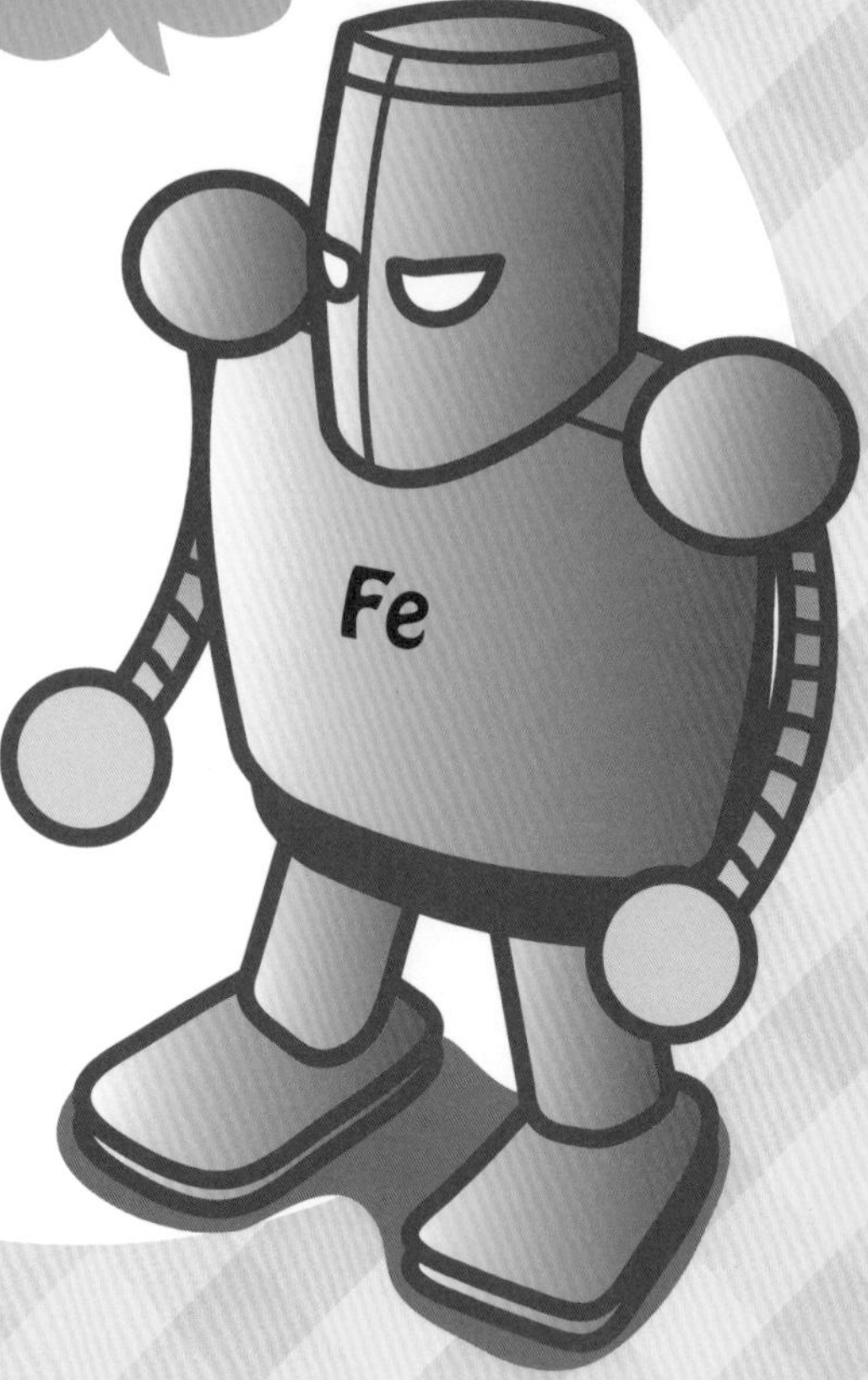

生息地

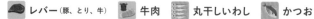

レバー（豚、とり、牛）　牛肉　丸干しいわし　かつお
納豆　小松菜　ひじき　しじみ

血液の細胞である赤血球の主成分はヘモグロビン。
わがはいはそのヘモグロビンの材料なんだ。

肉類や魚類に多く含まれるヘム鉄と、
植物性の食べものに多く含まれる
非ヘム鉄の2種類があるぞ。

わがはいが足りなくなると、顔が青白くなったり、
貧血をおこしたりするのだ。

どんな栄養素？

わがはいは鉄。ハサミや釘、鍋など、身のまわりにたくさんいるだろう。実は人間のからだの中にも、1円玉3～4枚分の量のわがはいがいるんだよ。

わがはいの役割は、赤血球の主成分であるヘモグロビンの材料となることだ。血液の赤い色のもとでもあるヘモグロビンには、肺から酸素を受け取って、からだのすみずみまで運ぶ大事なはたらきがある。酸素は、からだの中でエネルギーをつくるために欠かせないものだから、わがはいが、からだにとってどれだけ大事な存在か、わかるだろう。

豆知識 ひじきは鉄釜で蒸されて加工されていたが、近年ステンレス釜に変わったことで鉄の含有量が約9分の1に。

わがはいがいないと、エネルギー不足で毎日元気にすごすことができなくなってしまう。だから、不足してもすぐに補給できるように、わがはいはつねに肝臓やすい臓などにストックされているんだ。

不足すると…

わがはいが足りなくなると、酸素が全身に行き届かずに顔が青白くなったり、貧血をおこしたりするのだ。とくに女性は不足しがちだから気をつけてほしい。

ちなみに、わがはいには動物性食品に含まれるヘム鉄と、植物性食品に含まれる非ヘム鉄の2種類があって、吸収率はヘム鉄が上だ。非ヘム鉄をとるなら、吸収をよくするビタミンCを多く含む野菜やレモンとともにとるといいだろう。

とりすぎると…

サプリメントなどでわがはいを必要以上にとると、老化物質である活性酸素が増えすぎてしまうから注意が必要だ。シミやシワが増えるだけでなく、生活習慣病になりやすくなるぞ。だから、できるだけ食事からとるようにしたほうがいい。また、わがはいは牛肉にも含まれているから、ステーキや焼き肉が大好きな人は、とりすぎている可能性もあるぞ。

なかよし栄養素

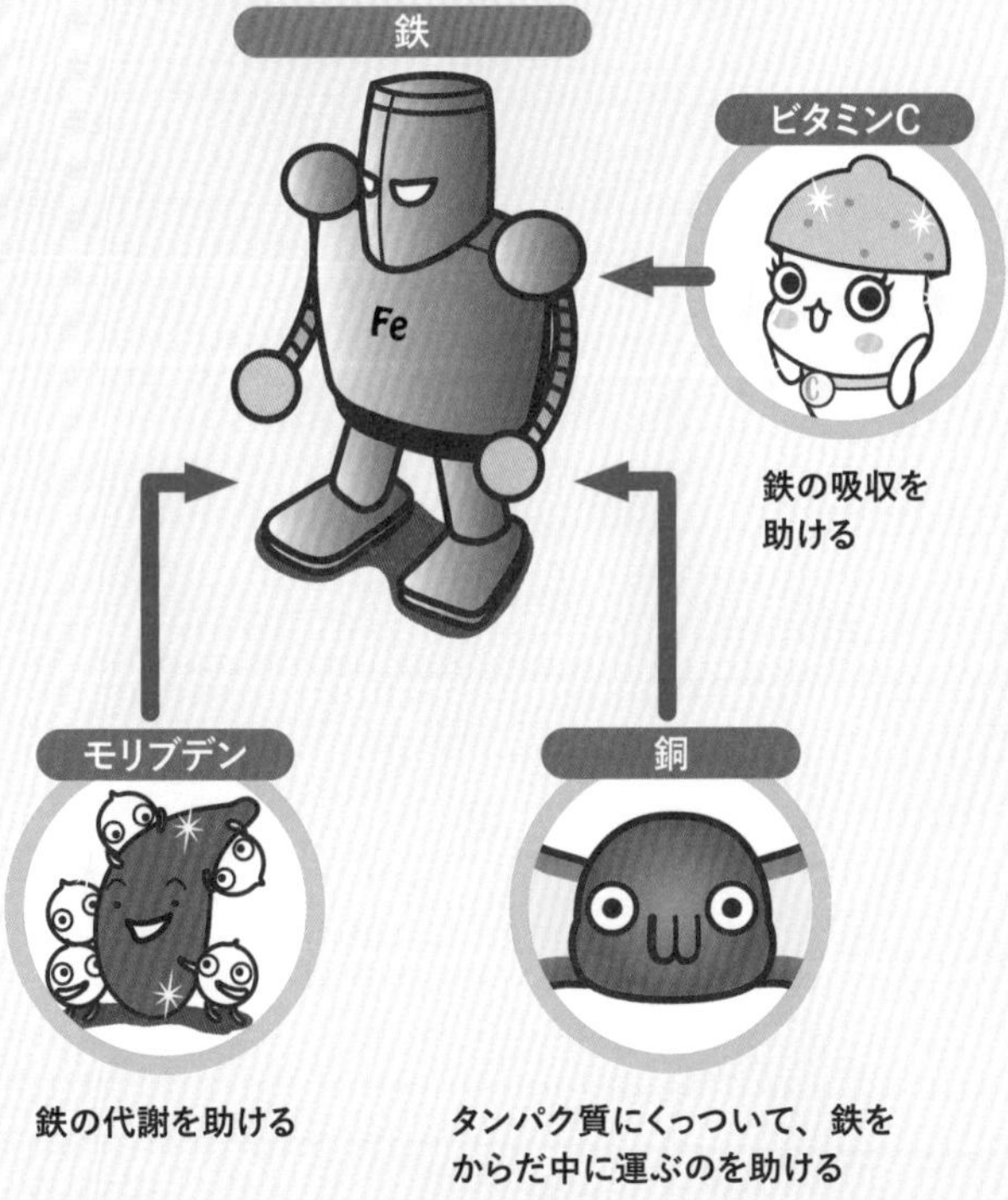
鉄
Fe
ビタミンC
鉄の吸収を
助ける
モリブデン
銅
鉄の代謝を助ける
タンパク質にくっついて、鉄を
からだ中に運ぶのを助ける

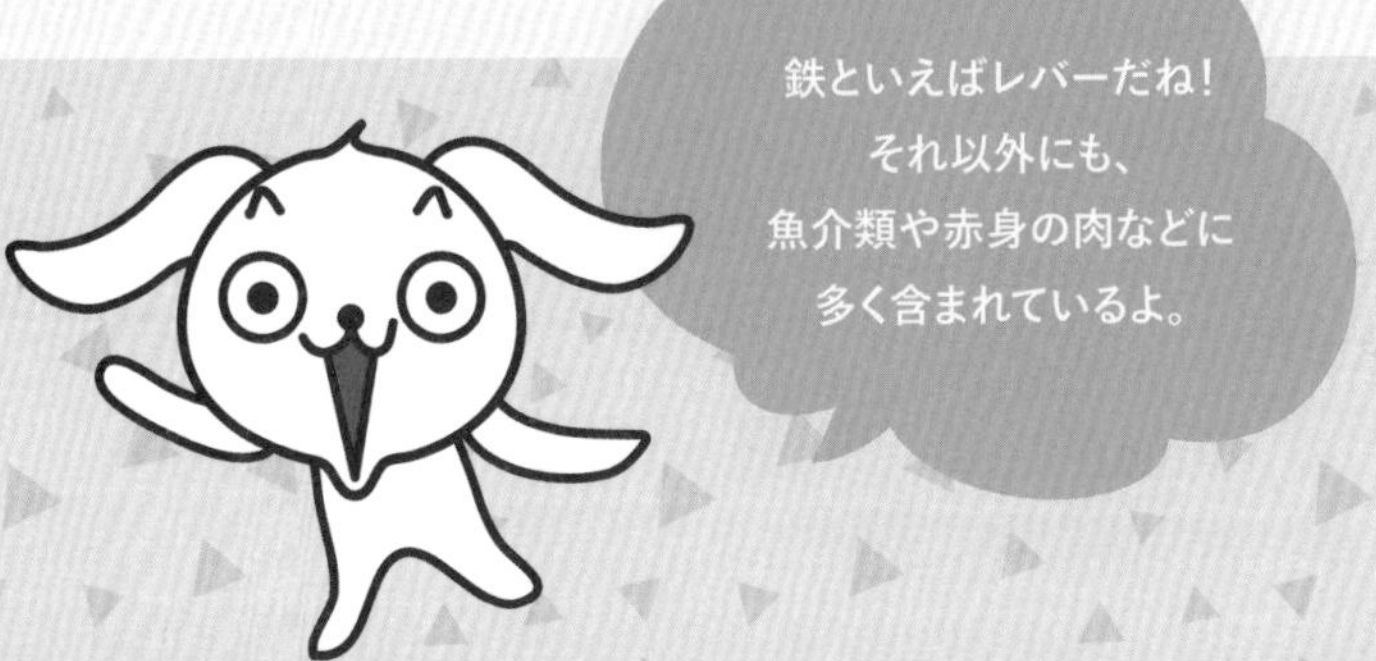
鉄といえばレバーだね！
それ以外にも、
魚介類や赤身の肉などに
多く含まれているよ。

亜鉛くん

新陳代謝を活発にする！

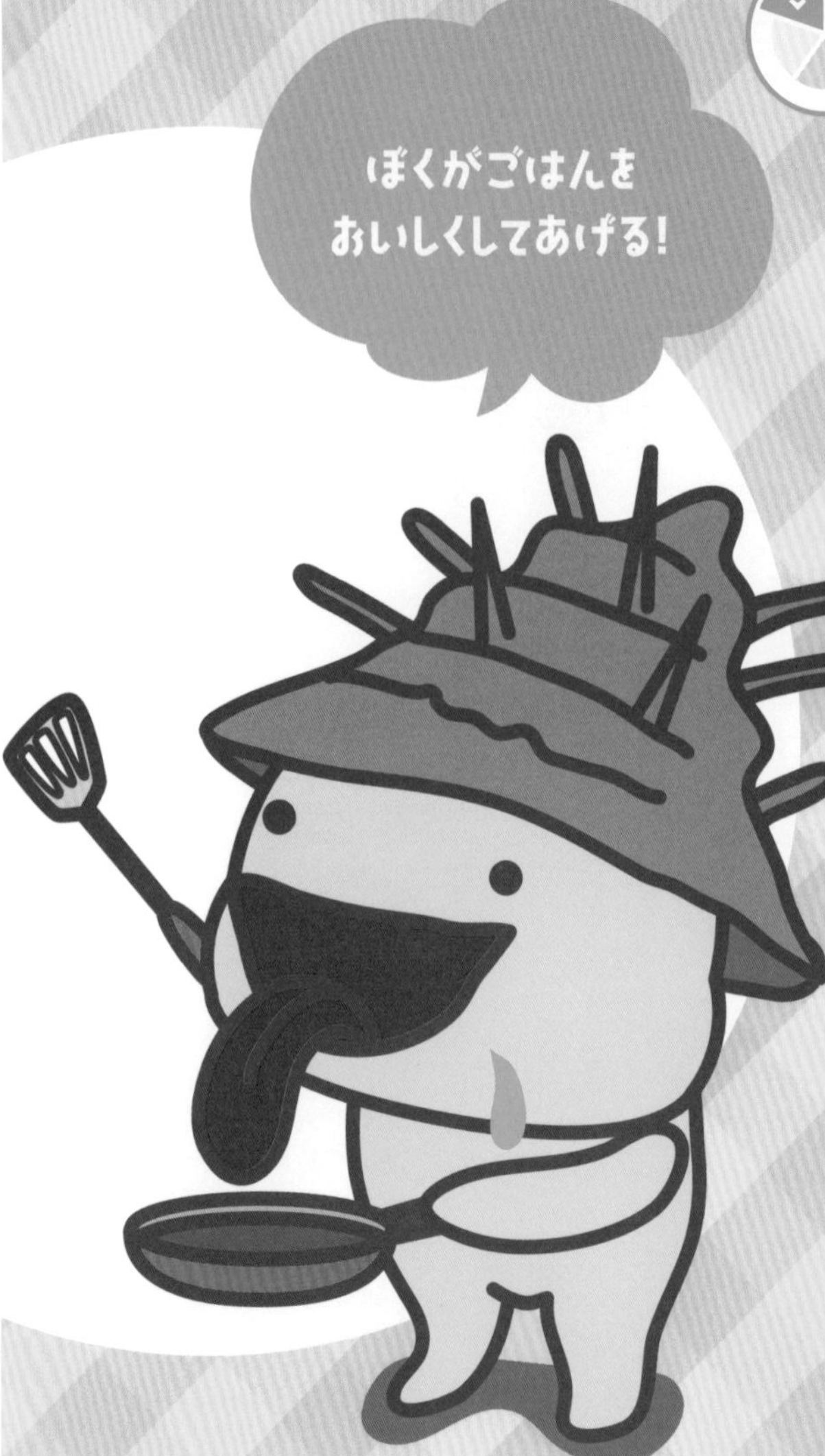
ぼくがごはんを
おいしくしてあげる！

生息地

貝類（かき、ほや、ほたてなど） レバー（豚、牛） 牛肉 卵
うなぎ 玄米 納豆

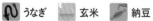

**ぼくは代謝を活発にして、
新しい細胞をつくるサポートをしているよ。**

**ごはんがおいしく感じるのも、
ぼくが舌の細胞を新しくしているからさ！**

**男性ホルモンや女性ホルモンが
活発につくられるようにはたらいてもいるよ。**

どんな栄養素？

新しい細胞をつくったり、エネルギーをつくり出したり、ウイルスや細菌からからだを守ったり……。人間が生きるために行っている活動の多くをサポートしている栄養素が、ぼく、亜鉛だよ。

食べものを「おいしい！」と感じることができるのも、ぼくがきちんと仕事をしている証拠。舌にある、味を確認するための細胞は、約2週間のサイクルでつくりかえられるんだ。だから、ぼくがいないと細胞がうまくつくられず、味がわからなくなってしまうんだよ。

それから、男性ホルモンや女性ホルモ

豆知識	亜鉛をとりすぎると、急性中毒をおこすことがある。そのためサプリメントでなく、食事でとるのがおすすめ。

ンが活発につくられるようにはたらくのも、ぼくの仕事。成長期に男性が男性らしく、女性が女性らしいからだに変化していくのも、ぼくがしっかりとはたらいているからなんだ。

不足すると…

抜け毛にカサカサ肌、そして免疫力の低下。こんな症状が気になったら、ぼくが足りていないかもしれないね。そうそう、ぼくが不足すると味がわかりづらくなるから、濃い味を好むようにもなるよ。

とくに妊婦さんや小さな子どもが不足すると大変！　おなかの赤ちゃんや子どもの発育が遅れてしまうんだ。

ぼくが足りないと感じたら、〝かき〟を食べるのがおすすめだよ！　ぼくがたっぷり含まれているから、少しの量でしっかり補給できるんだ。できたら、ビタミンAといっしょにとってほしいな。そうすれば、ぼくのはたらきがぐんとアップするからね。

もし、ダイエット中の人が「肉や魚は食べない」といっていたら、ぼくが不足するかもしれないから注意してって伝えておいてほしいな。そうそう！　カップラーメンやレトルト食品の添加物には、ぼくの吸収を邪魔するものもあるよ。だから、食べすぎには十分注意してね。

なかよし栄養素

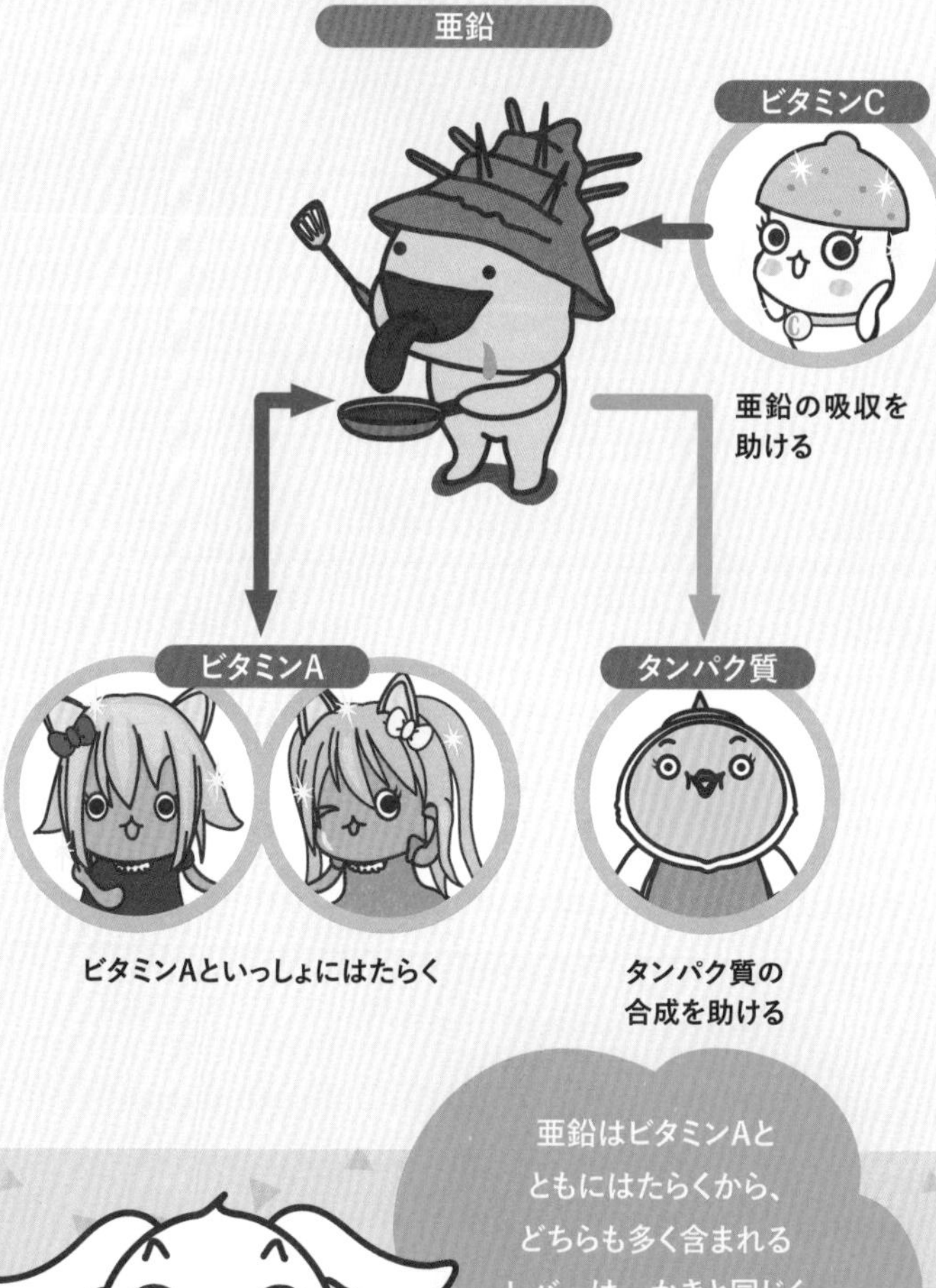
亜鉛
ビタミンC
亜鉛の吸収を
助ける
ビタミンA
タンパク質
ビタミンAといっしょにはたらく
タンパク質の
合成を助ける

亜鉛はビタミンAと
ともにはたらくから、
どちらも多く含まれる
レバーは、かきと同じく
おすすめの食材だよ!

血液づくりをサポート!

銅くん

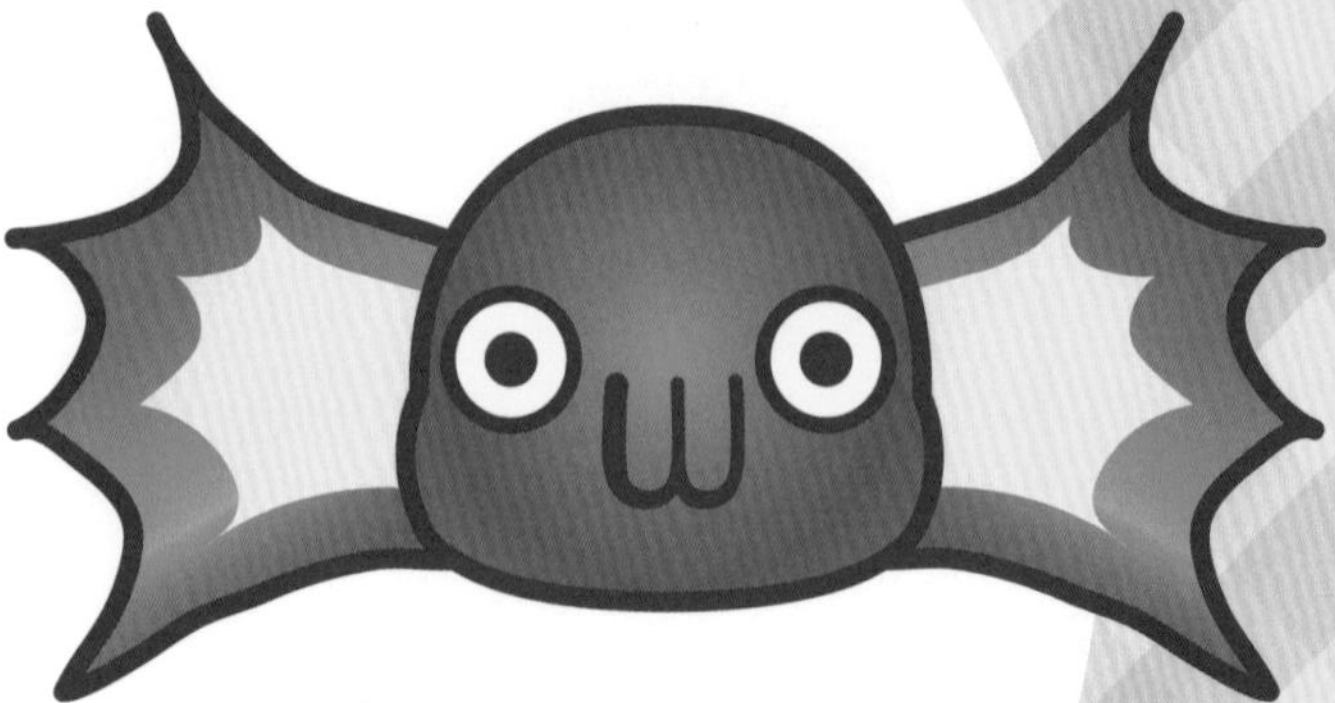
タンパク質は
ぼくがくっつくことで
パワーアップ
するよ!

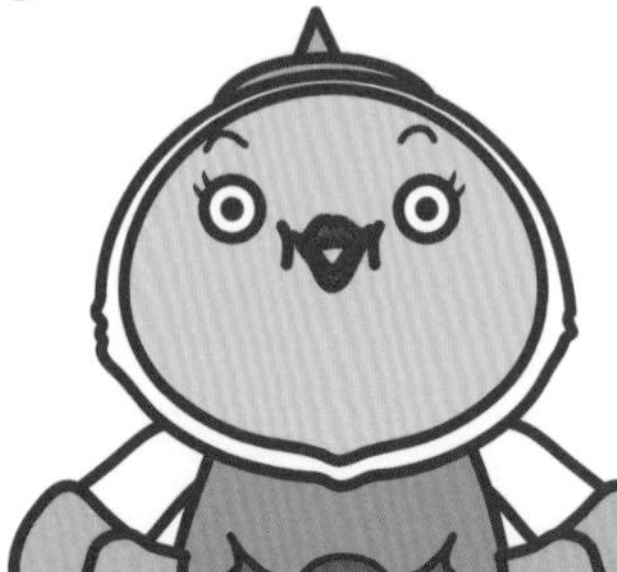
銅がくっついた
ぼくは
鉄を運べる
ようになるよ。

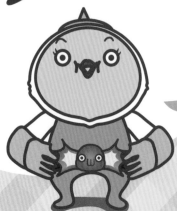

生息地

牛レバー　いか　ココア　そら豆

ぼくは、タンパク質が鉄を運ぶときに
助けるはたらきをしているよ。

血管や骨をしなやかにする
はたらきもあるんだ。

不足すると、貧血や目まいが
おこりやすくなるから気をつけて!

どんな栄養素?

ヘモグロビンの材料である鉄が活躍できるよう、手伝うのがぼくだよ。**ぼくがタンパク質にくっつくと、タンパク質は鉄をからだのすみずみに運べるんだ。こうして鉄がヘモグロビンの材料になるサポートをしているんだよ。**

鉄との関係が深いぼく。**不足すると全身に酸素を運ぶ量が少なくなって、貧血や目まいがおこりやすくなるよ。**また、ぼくには血管や骨をしなやかにするはたらきもある。だからぼくが不足すると、それらがもろくなって、動脈硬化や骨そしょう症になることもあるんだ。

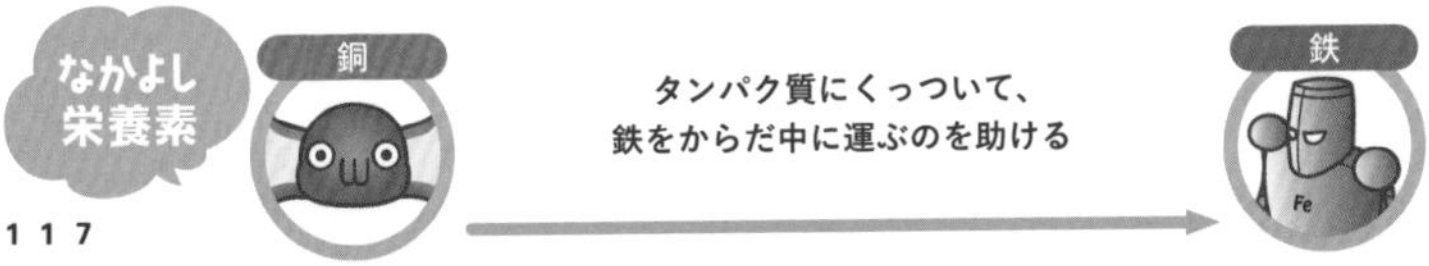
なかよし栄養素
銅
タンパク質にくっついて、
鉄をからだ中に運ぶのを助ける
鉄
Fe

からだの代謝をサポート！

マンガンぼうや

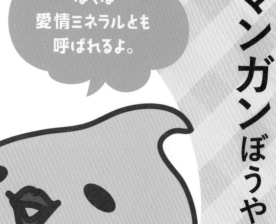

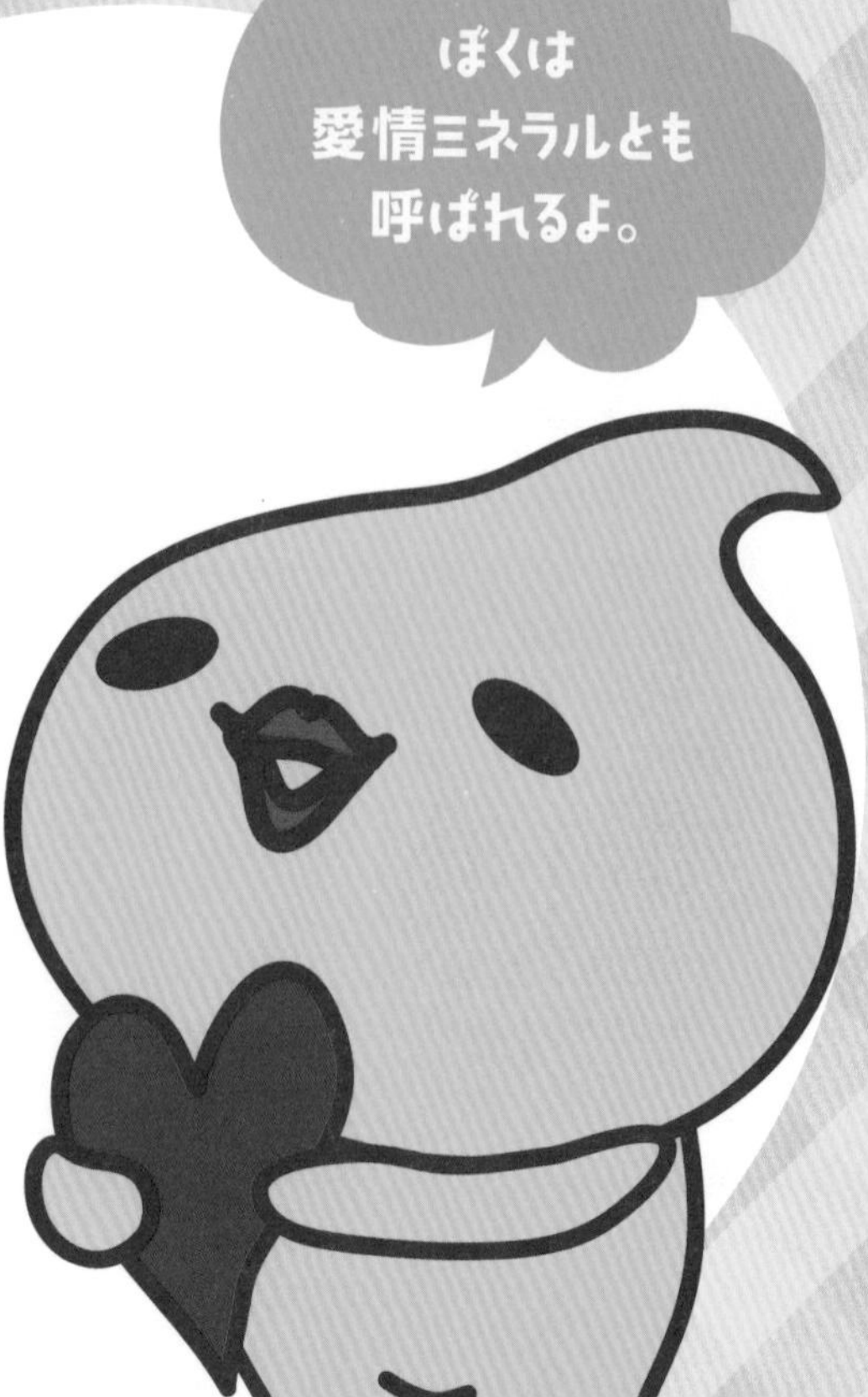
ぼくは
愛情ミネラルとも
呼ばれるよ。

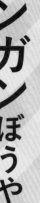

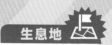

生息地

玄米　モロヘイヤ　大豆　さつまいも　くるみ

骨づくりや三大栄養素のエネルギー化など、
からだのいろんな代謝にかかわっているよ。

ぼくは赤ちゃんをつくるはたらきにも
関係しているんだ。

ぼくは不足したり、
とりすぎたりする心配がほとんどないみたい。

どんな栄養素？

ぼくは、骨をつくったり分解したり、三大栄養素をエネルギーにしたりと、からだのいろんな代謝をサポートしているよ。それに生殖機能を保つはたらきや、成長を助けるはたらきがあるんだ。だから「愛情ミネラル」と呼ばれることもあるよ。

ぼくは、吸収されにくいけれど、必要な量は少ないし、植物性食品に広く含まれているから、不足の心配はないよ。ちなみに動物を使った実験では、ぼくが不足することで骨がもろくなるほか、糖質や脂質の代謝が悪くなって、運動能力が落ちることがわかっているんだって。

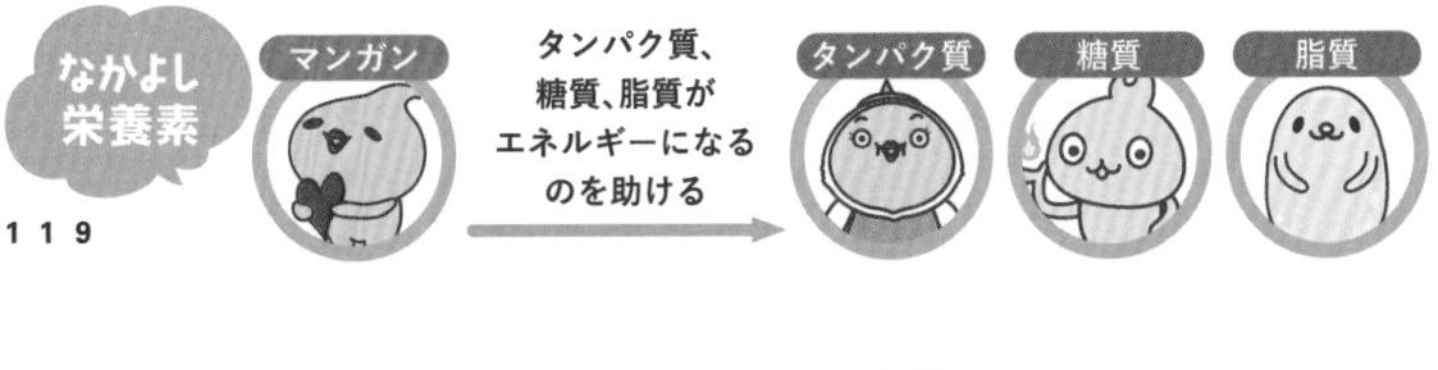
なかよし栄養素
マンガン
タンパク質、糖質、脂質がエネルギーになるのを助ける
タンパク質
糖質
脂質

血糖値を下げる！ クロムさん

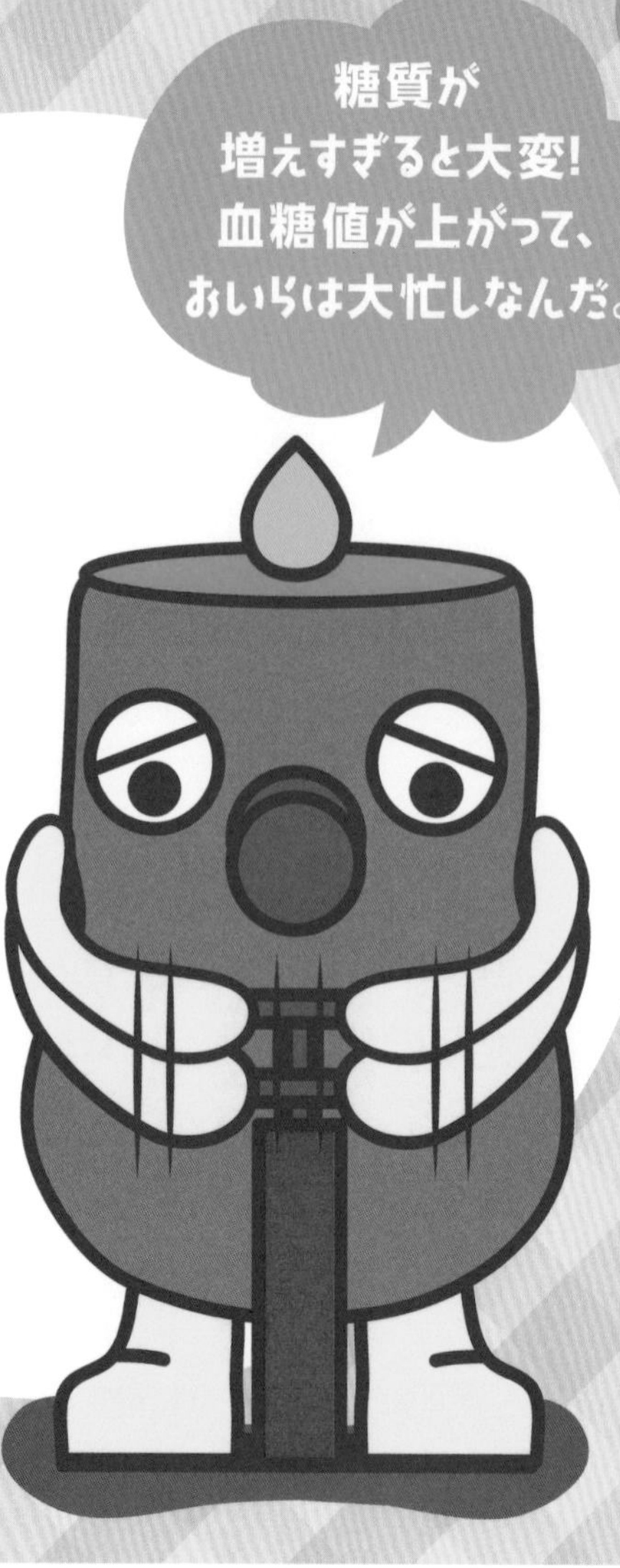
糖質が
増えすぎると大変！
血糖値が上がって、
おいらは大忙しなんだ。

生息地

青のり　ひじき　さば　きくらげ　そば

おいらの仕事は血糖値を安定させる
インスリンを助けることだよ。

増えすぎた血液中のコレステロールや
中性脂肪を減らす役割もあるんだ。

バランスのよい食事をしていれば、
不足することはまずないんだってさ。

どんな栄養素？

おいらは血糖値のバランスをとるのが仕事だよ。血糖値とは、血液の中に入っている糖質の量のこと。元気のもとでもある糖質だけど、多すぎると太ったり病気にかかったりするんだ。そこで活躍するのが血糖値を抑えるインスリン。おいらはそのインスリンを助けるんだ。**血液中のコレステロールや中性脂肪が増えすぎたときに減らす役割もあるよ。**

もしおいらが足りなくなると、糖尿病などの生活習慣病にかかりやすくなるんだ。だけど、バランスのよい食事をしていれば不足することはまずないみたいだね。

なかよし栄養素

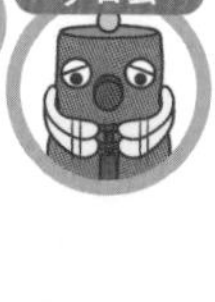

インスリンのはたらきを助け、
糖質がエネルギーになるのをサポート

肝臓や腎臓を助ける！
モリブデンキッズ

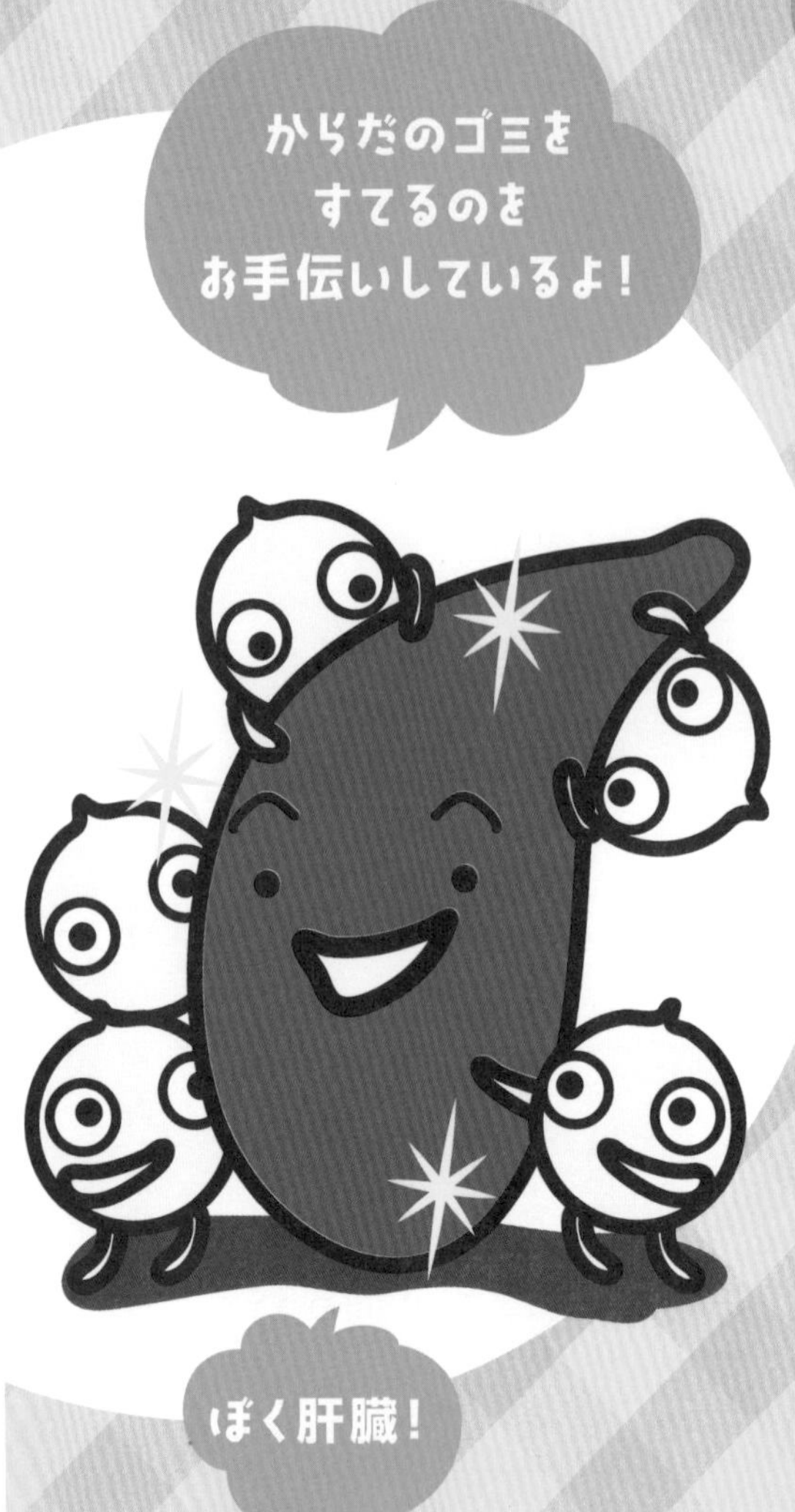
からだのゴミを
すてるのを
お手伝いしているよ！
ぼく肝臓！

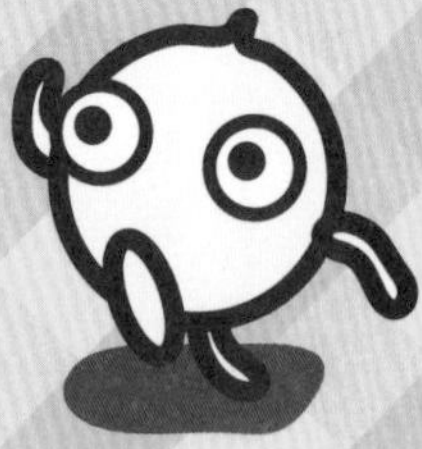

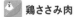

生息地

納豆　大豆　玄米　ごま　そば　卵黄
鶏ささみ肉

ぼくたちは、からだの中にできた、
いらないものをすてるサポートをしているのさ。

肝臓にはぼくたちがたくさんいて、
いらないものを尿酸に変えるはたらきを
助けるんだ。

あまり心配はいらないけれど
もし、ぼくたちが足りなくなったら、
神経に障害が出ることがあるよ。

どんな栄養素？

からだは、古い細胞やエネルギーの燃えかすなどを尿酸という物質に変えているんだ。尿酸は肝臓でつくられ、腎臓を通り、尿としてからだの外に出ていくんだけど、**ぼくたちは、この尿酸づくりをサポートしているよ。ほかにも鉄の代謝を助けるはたらきがあるんだ。**

　ふつうに生活していれば、不足することも、とりすぎることも、ほとんどないよ。でももし、ぼくたちが足りなくなったら、神経に障害が出ることがあるんだ。とりすぎた場合は尿酸の量が増え、関節痛になるともいわれているよ。

なかよし栄養素

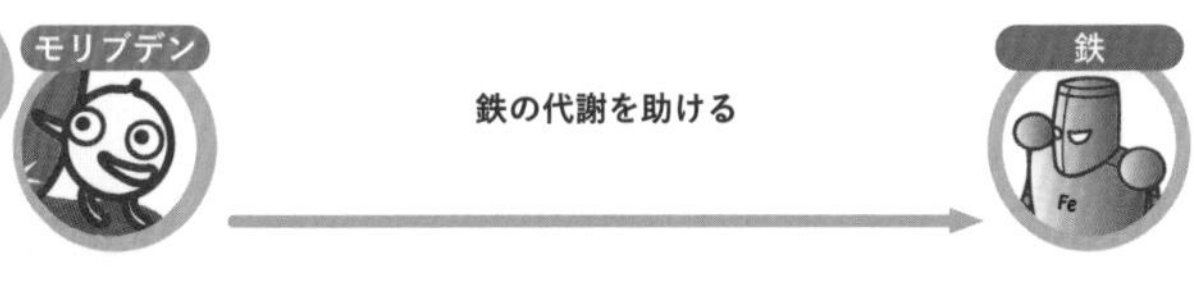

細胞の老化を予防する！
セレンちゃん

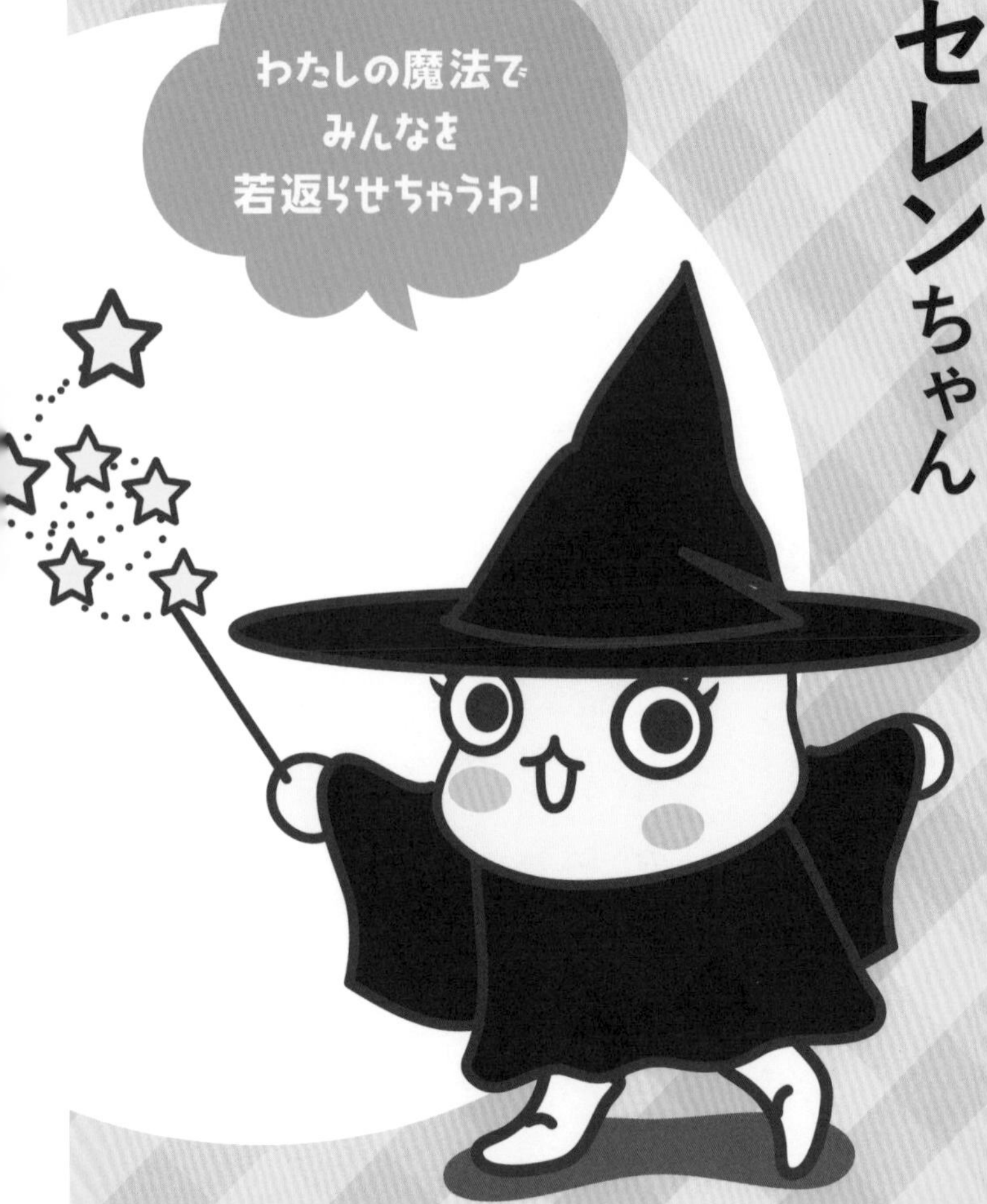
わたしの魔法で
みんなを
若返らせちゃうわ！

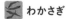

生息地

かれい　かつお　あんこうの肝　納豆　ごま
わかさぎ

わたしは老化を防ぐことが得意なの。
若さを保ちたい人は、ぜひ注目して！

わたしには生活習慣病を防ぐ効果もあるわよ！

とりすぎると脱毛したり、
爪がもろくなったりすることがあるから、注意して。

どんな栄養素？

わたしは、老化物質の活性酸素をとり除くグルタチオンペルオキシダーゼという酵素の材料になるの。

シワや白髪が増えたり、血管がもろくなって病気になったり……。老化の影響による症状には、グルタチオンペルオキシダーゼが大活躍！ パワフルに活性酸素をとり除き、老化を防ぐの。老化防止の力がある、ビタミンCなどの栄養素をいっしょにとれば効果倍増よ！

とりすぎると脱毛したり、爪がもろくなったりすることがあるから、サプリメントよりも食事でとるようにしてね。

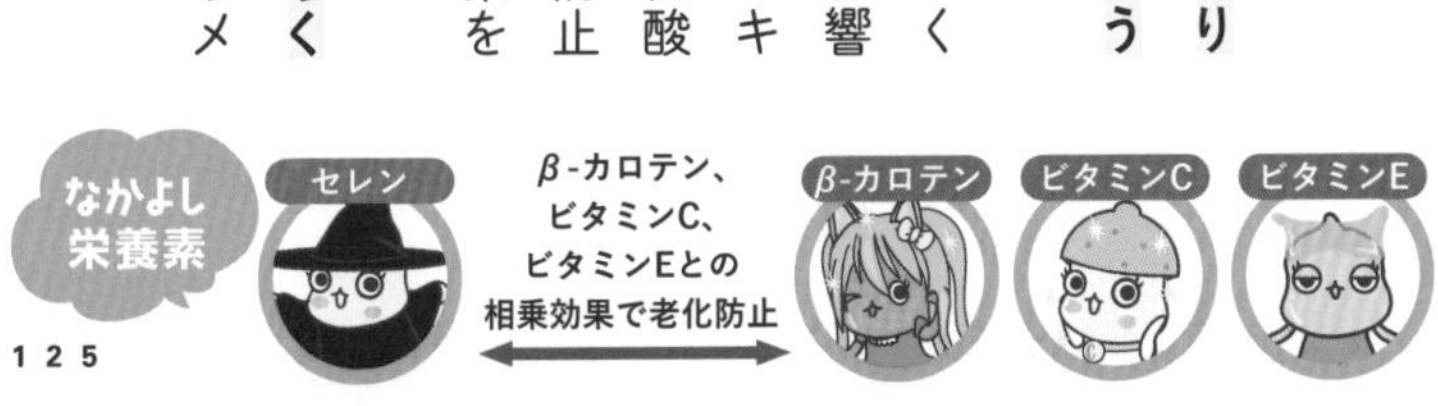
なかよし栄養素
セレン
β-カロテン、
ビタミンC、
ビタミンEとの
相乗効果で老化防止
β-カロテン
ビタミンC
ビタミンE

子どもの成長を助ける！ヨウ素くん

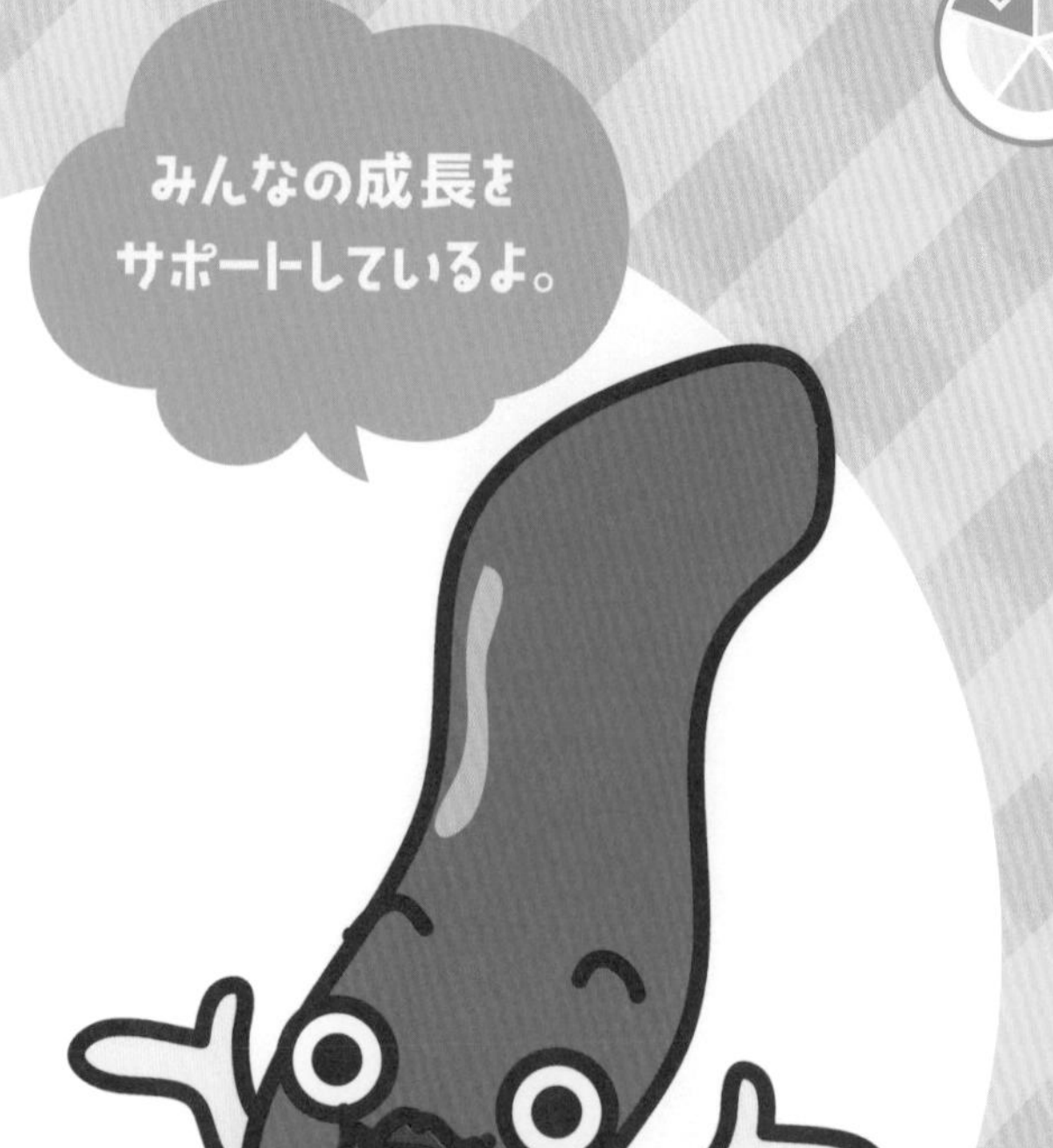
みんなの成長を
サポートしているよ。

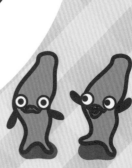

生息地

こんぶ　ひじき　わかめ　焼きのり

こんぶに多く含まれるぼくは、
甲状腺ホルモンの材料になるんだ。

ぼくは、子どもの成長を助けることが
大好きなんだよ！

ぼくが不足しても、とりすぎても、
甲状腺がはれる病気になってしまうよ。

どんな栄養素？

ぼくは、甲状腺ホルモンの材料になる栄養素だよ。甲状腺はのどにあるチョウチョの形をした臓器でね。ここでつくられる甲状腺ホルモンは、エネルギーづくりを手伝ったり、細胞の代謝を助けたり、体温を上げたりと、からだに欠かせないはたらきをしているんだ。**こんなはたらきがあるから、ぼくは成長期の子どもの発育にとって、大事なミネラルなんだよ。**

ぼくが不足しても、とりすぎても、甲状腺がはれる病気になるんだ。でも、わかめのみそ汁やひじきの煮物、魚などをふだんから食べていれば心配いらないよ。

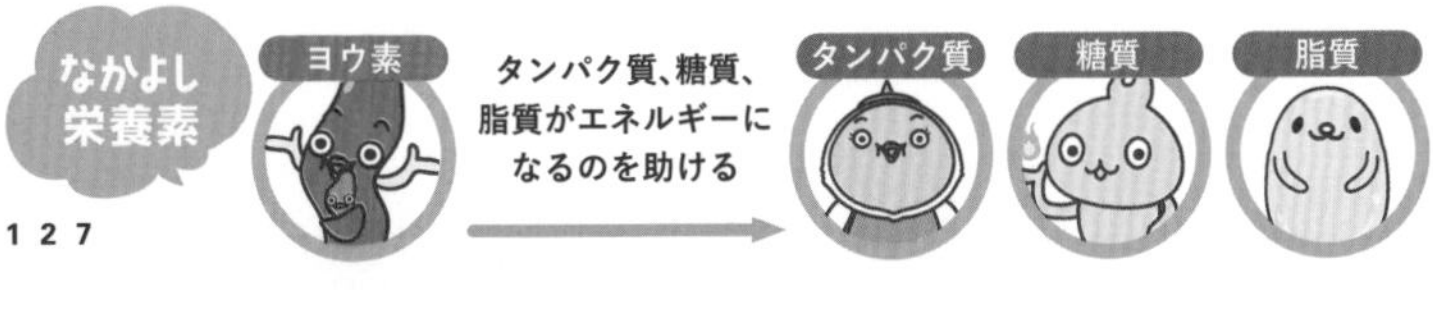
なかよし栄養素
ヨウ素
タンパク質、糖質、脂質がエネルギーになるのを助ける
タンパク質
糖質
脂質

プロテオグリカン
リコピン
β-カロテン

第4章

ぼくたちが機能性成分

五大栄養素は大事だけど、ぼくたちのことも忘れないでほしいな。ぼくたちは機能性成分といって、からだの機能を整える栄養成分なんだ。それに、ぼくたちのなかには、「抗酸化作用」という老化や病気の予防に役立つはたらきをもっているものも多くいるんだよ。

たとえば、β-カロテンやリコピン、ケルセチン、ナスニン、アリシン、ジンゲロール、セサミンは強い抗酸化作用をもっていることで有名なんだ。細胞がサビるのを予防して、美しい肌や髪をつくったり、

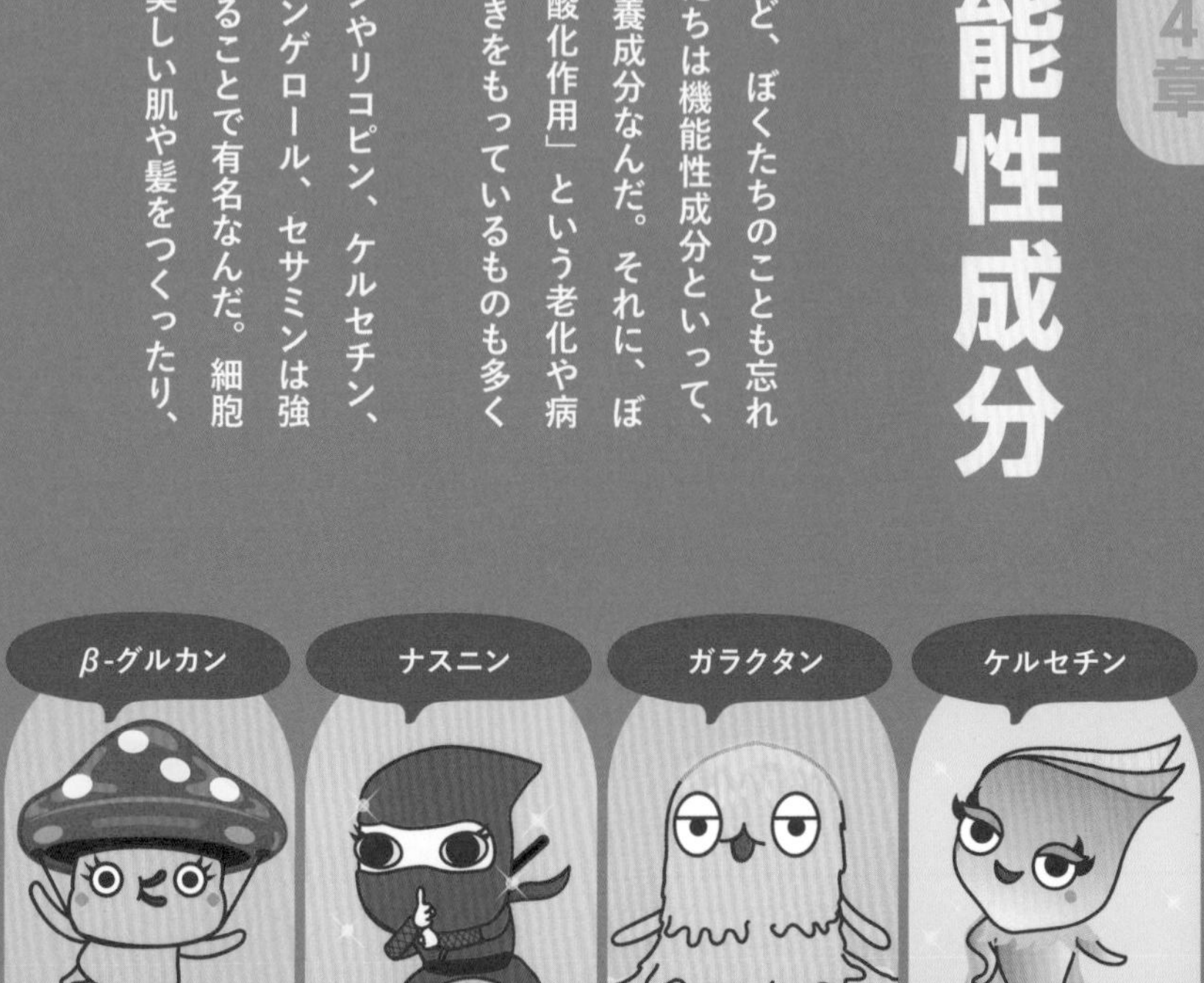
β-グルカン
ナスニン
ガラクタン
ケルセチン

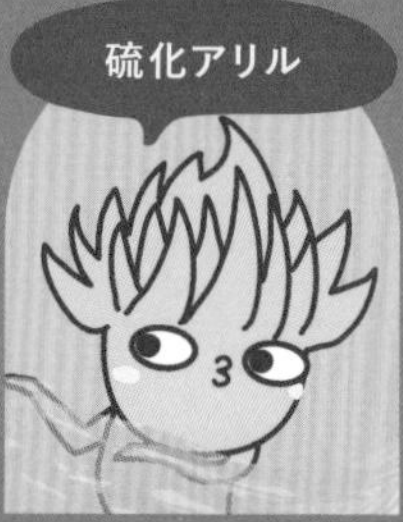
硫化アリル
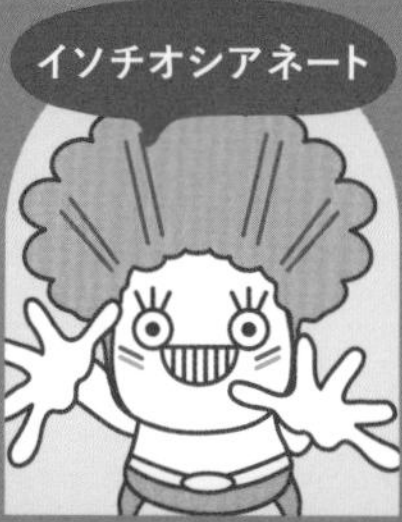
イソチオシアネート
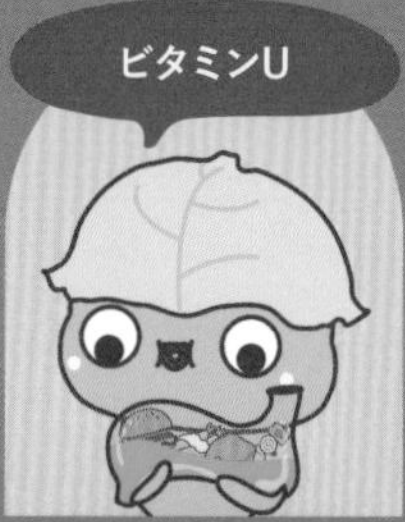
ビタミンU
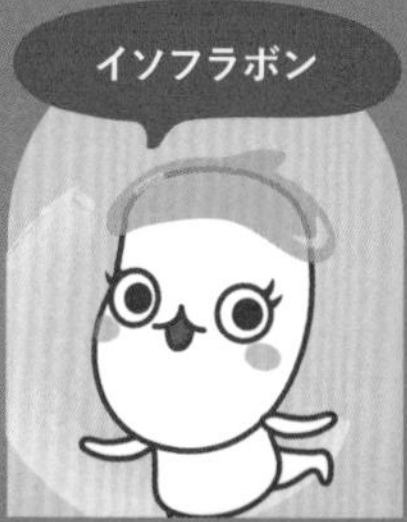
イソフラボン

病気を防いだりするんだよ。

プロテオグリカンやビタミンU、イソチオシアネートには胃の調子を整えるはたらきがあるんだ。ストレスやホルモンなどの影響で、こころが落ちつかなかったり、眠れなかったりする人には、イソフラボンや硫化アリル、ギャバがおすすめ！　それから、ガラクタンには糖尿病を防いだり、老化による認知症を予防したりするはたらきがあるよ。β-グルカンは免疫力をアップさせたり、がんや高血圧を防いだりする力があるから、病気の予防にぴったりなんだ。

ここでは代表的なものを紹介するけど、実はほかにも機能性成分はたくさんいるんだ。ぼくたちのはたらきを知って上手にとり入れれば、今よりもっと元気に毎日をすごせるはずだよ！

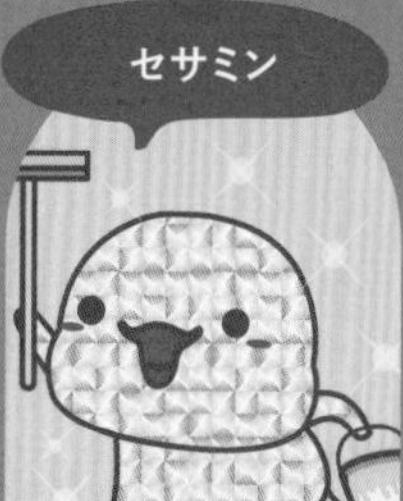
セサミン
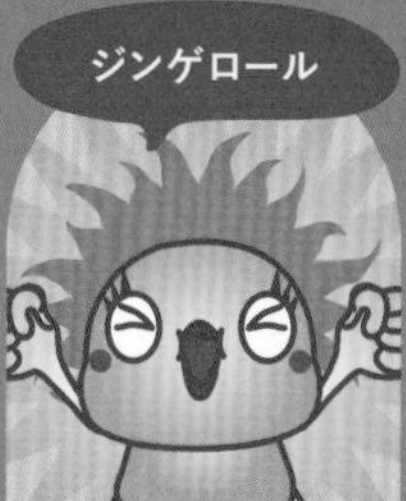
ジンゲロール
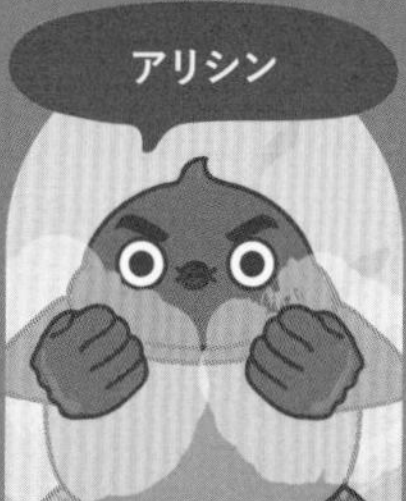
アリシン
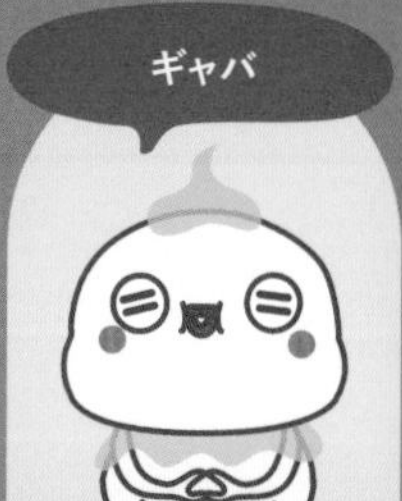
ギャバ

β-カロテンちゃん

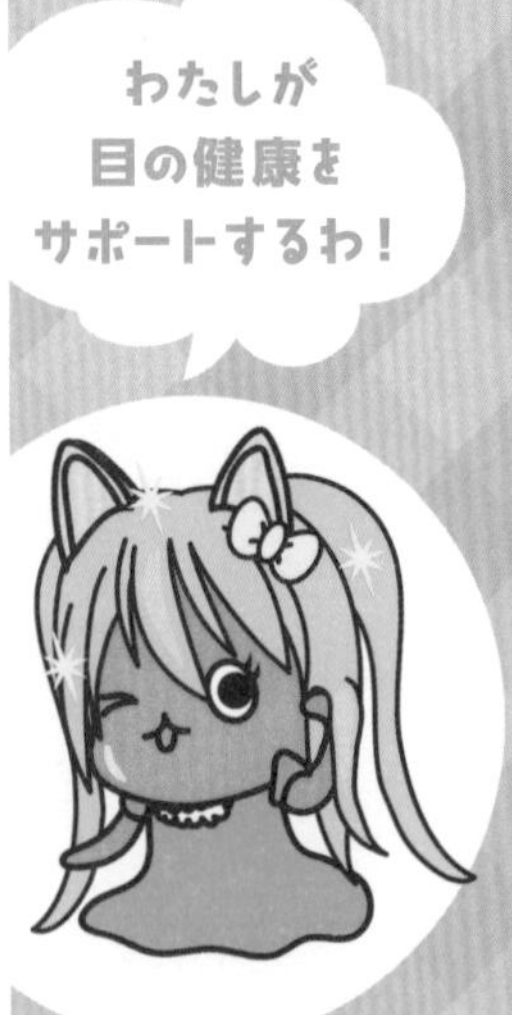
わたしが
目の健康を
サポートするわ！

わたし、β-カロテンには老化や病気を防ぐ抗酸化作用のほかに、からだにとって必要な分だけ、ビタミンA（→78ページ）に変わるはたらきがあるの。ビタミンAには、目の健康のほか美しい肌や髪を守るはたらきがあるわ。そうそう、粘膜を健康にしてかぜを防ぐ力もあるわね！

生息地　**緑黄色野菜**（にんじん、ほうれん草、かぼちゃなど）

リコピンちゃん

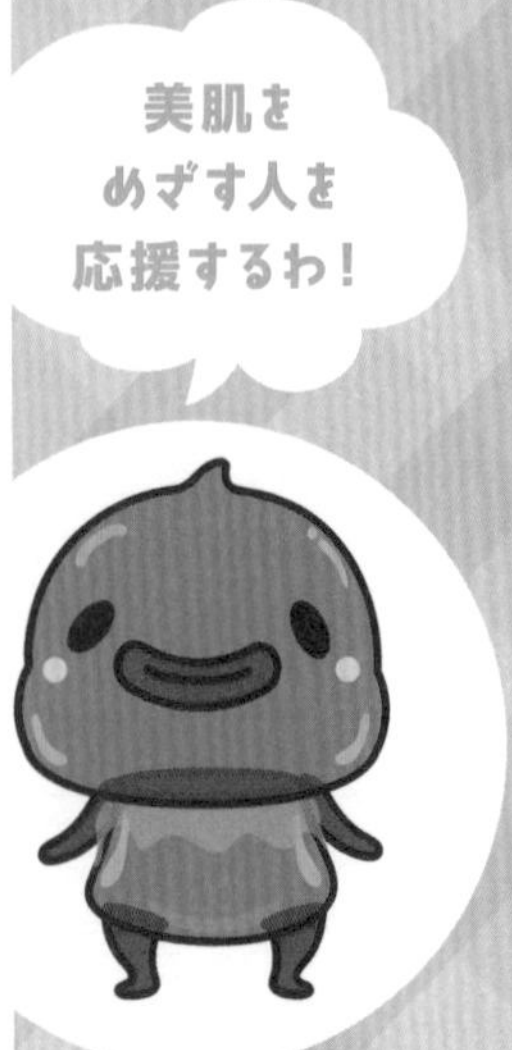
美肌を
めざす人を
応援するわ！

わたしはトマトやスイカの赤い色のもと。β-カロテンのようにビタミンAにはならないけれど、カロテンの仲間なの。わたしには強力な抗酸化作用があるから、老化を予防したい人や美容が気になる人にはうってつけ！　高血圧も防ぐし、美肌を保つ力もあるわ！

生息地　**トマト、スイカ**

プロテオグリカンどん

オラが
みんなの胃や鼻、
口の粘膜を守るだ

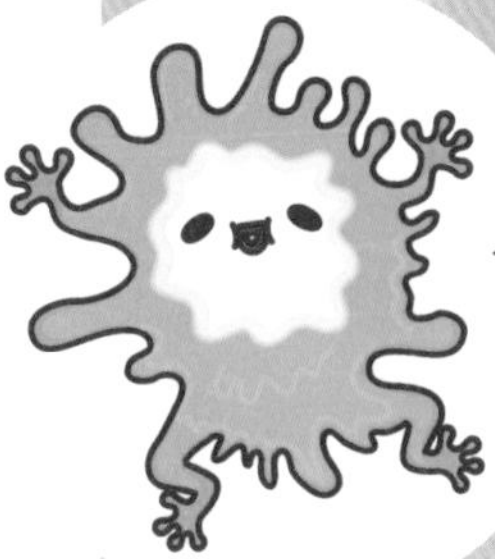

オラは、モロヘイヤやさといもなどに含まれるぬめり成分だ。みんなのからだの粘膜を守るのが、オラの役目。胃の粘膜を守って、胃潰瘍や胃炎を防いだり、鼻や口の粘膜を守って、ウイルスや細菌がからだの中に入らないようにするだよ。

生息地 モロヘイヤ、さといも、おくら、納豆

イソフラボンちゃん

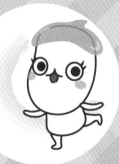

女性の悩みに
わたしが大活躍!

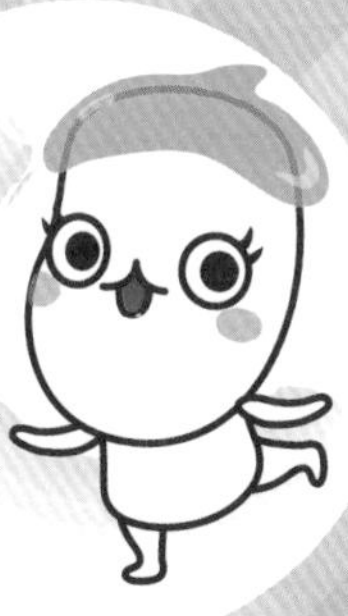

わたしには抗酸化作用のほかに、女性ホルモンのようなはたらきがあるのよ。これによって、更年期の女性の不調をやわらげることができるの。それに、肌荒れや冷え性も改善してあげるわ。そうそう、骨粗しょう症を防ぐ役割もあるの。わたしは悩める女性たちの味方なのよ!

生息地 大豆

ビタミンUくん

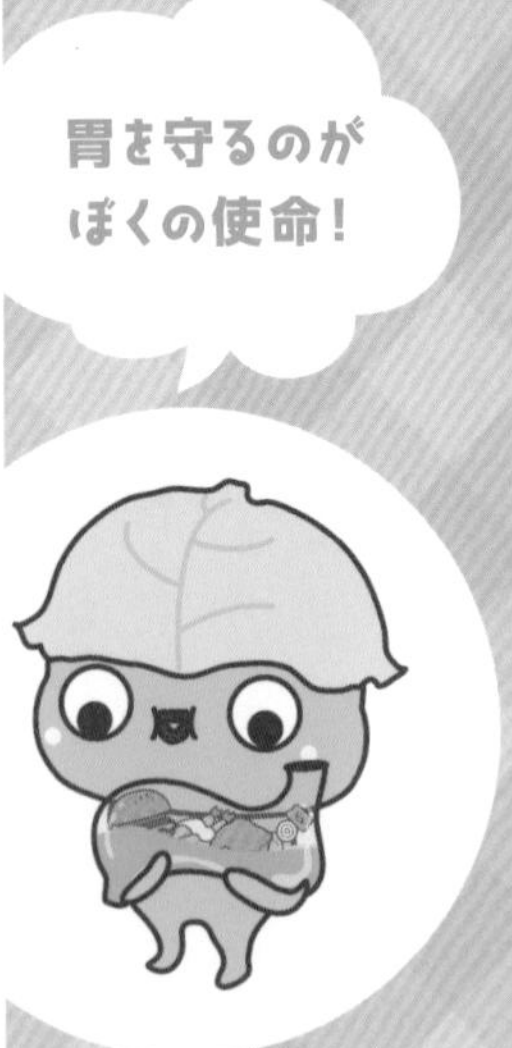
胃を守るのがぼくの使命！

ぼくはキャベツから発見されたから「キャベジン」ともいうよ。胃酸の出すぎを抑えたり、胃の粘膜を強くしたりする力があるんだ。この力によって胃や十二指腸をストレスによる潰瘍から守るよ。キャベツを食べて、ストレスに負けないからだになろうね！

生息地　**キャベツ、白菜、レタス、セロリ、アスパラガス**

イソチオシアネートさん

ピリッと辛いわたしががんや炎症を抑えるの！

わたしは、だいこんやわさびをすりおろしたり、切ったりすると生まれる辛み成分だよ。胃液を分泌させたり、肝臓などで毒を消す酵素を助けて、がんや炎症を抑えたりするんだ。熱を加えるとわたしはなくなるから、生で食べるといいよ。

生息地　**だいこん、わさび、ブロッコリー**

硫化アリルくん

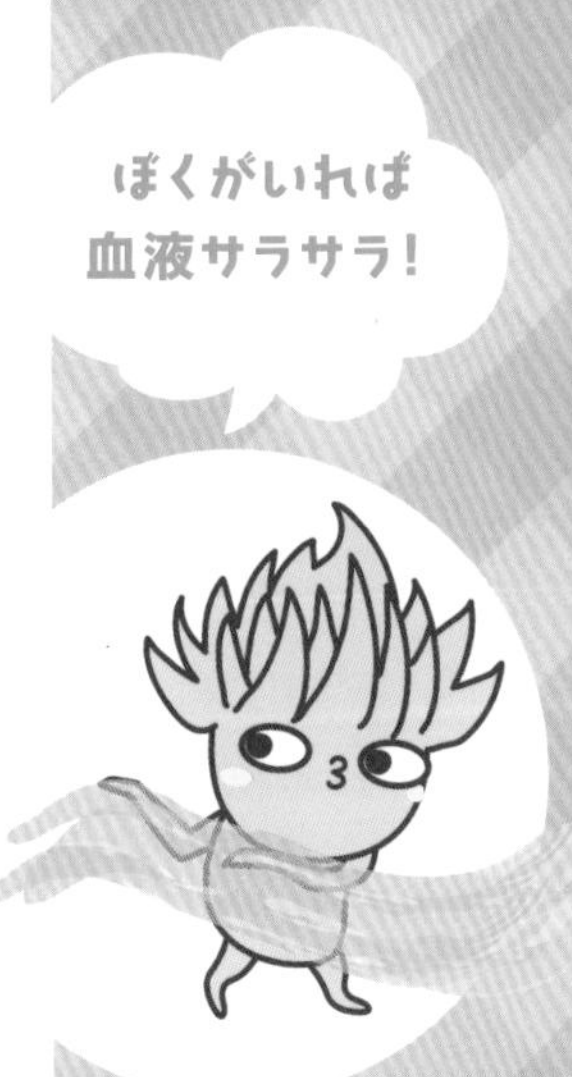
ぼくがいれば
血液サラサラ！

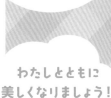

ぼくは、たまねぎの辛さとにおいのもと。悪玉コレステロールのLDL（→36ページ）を減らすことで、血液をサラサラにして流れやすくするんだ。ビタミンB_1（→42ページ）の吸収を助けて疲れをいやし、精神を安定させるのもぼくの役目だよ。安眠したい人はぼくを頼って！

生息地　たまねぎ、ねぎ

ケルセチンちゃん

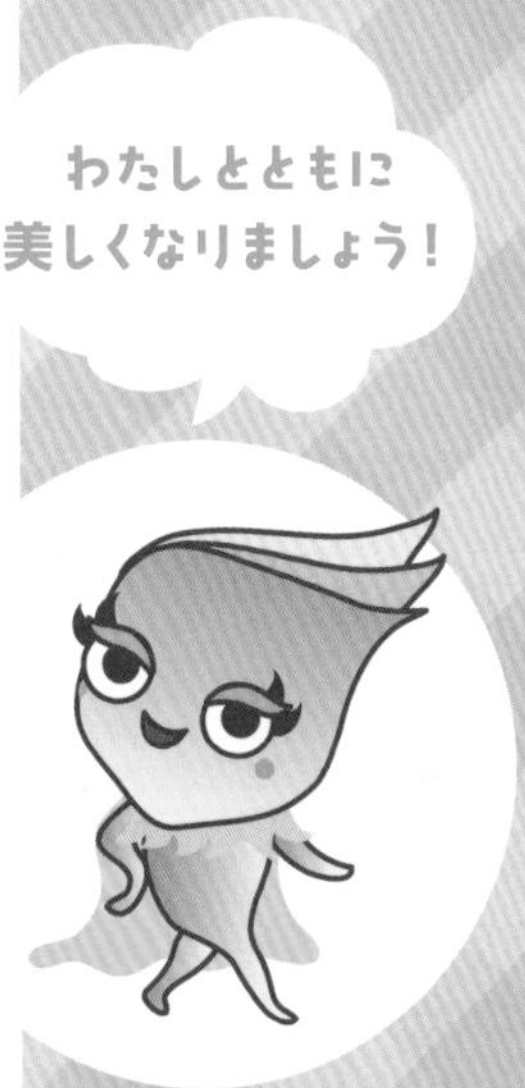
わたしとともに
美しくなりましょう！

わたしは、たまねぎの皮のあたりなどにたくさんいる黄色の色素よ。抗酸化作用で、がんなどの病気を予防する力があるわ。ほかにもアレルギーを抑えたり、脂肪を燃焼したりするときにも役立つの。さらに、美容効果やむくみを予防する効果もあるのよ。

生息地　たまねぎの皮、そば

ガラクタンちゃん

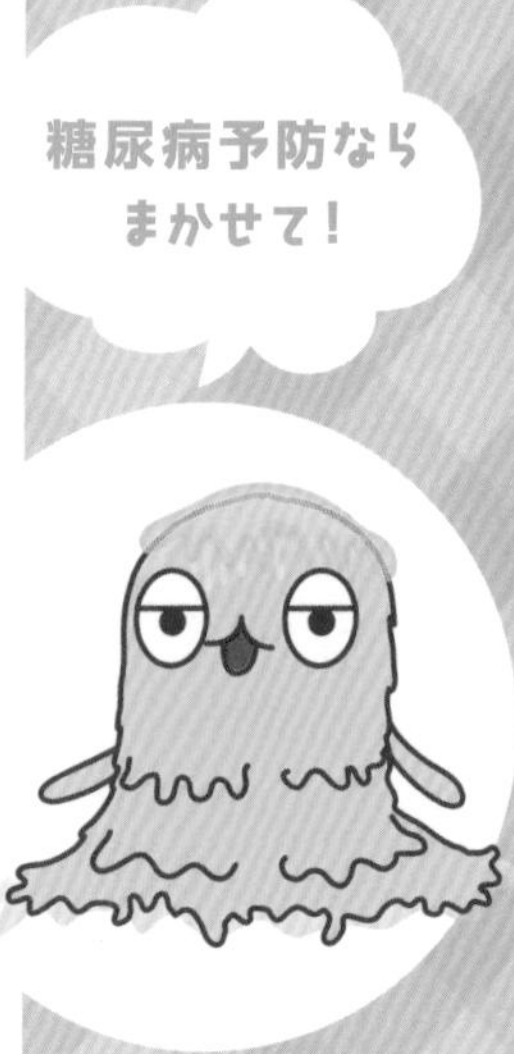
糖尿病予防なら
まかせて！

わたしは、さといもなどに含まれるぬめり成分よ。水溶性食物繊維（↓24ページ）の一種なの。血液中の血糖値を上げにくくするから、糖尿病予防に効果があるわ。それに脳のはたらきを活発にすることもできるから、老化や認知症の予防に役立つと期待されているのよ！

生息地 さといも

ナスニンちゃん

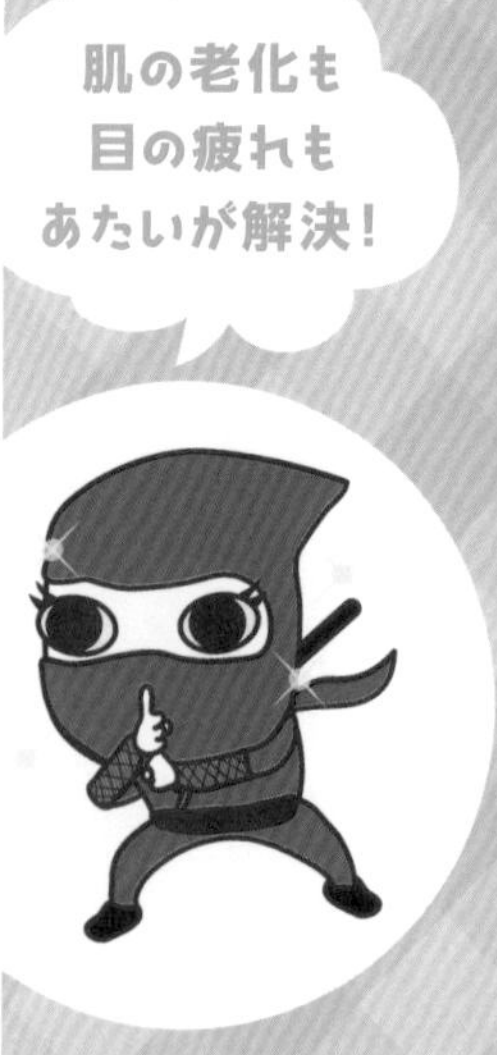
肌の老化も
目の疲れも
あたいが解決！

なすといったら鮮やかな紫色だよね。これはあたい、ナスニンの色なんだよ！　あたいは抗酸化作用で、からだのサビの原因になる活性酸素を消して、血管をきれいにしたり、肌の老化を防いだりするのさ。それから目の疲れをいやしたり、視力を回復させる効果もあるよ。

生息地 なす

β-グルカンさん

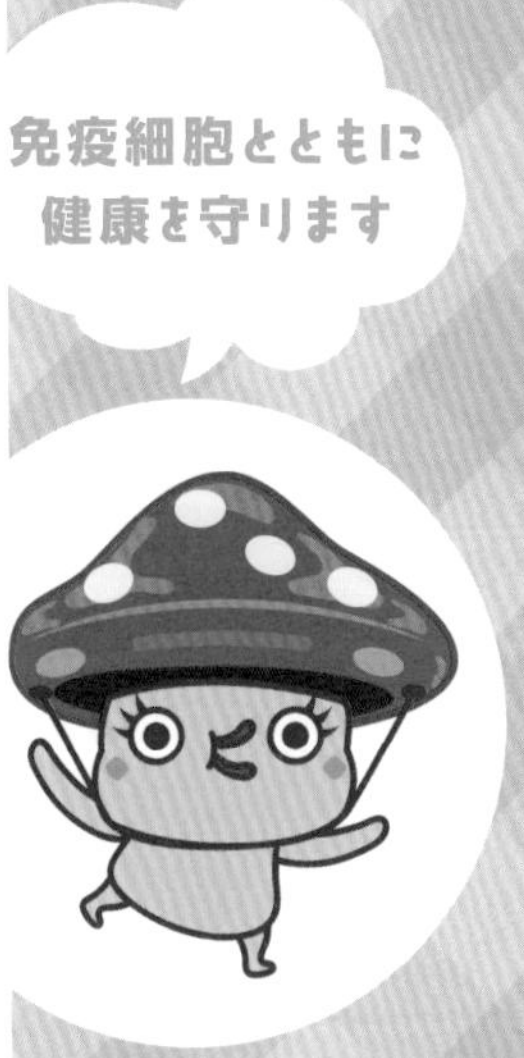
免疫細胞とともに
健康を守ります

ぼくは、からだの中に入ってきたウイルスや細菌などを攻撃する免疫細胞を活発にします。だから、病気の予防にはぼくがぴったり。がんや高血圧の予防にも役立っています。はりきりすぎた免疫細胞の活動をしずめる力もあるから、アレルギーの薬にもなるのですよ。

生息地 **きのこ、大麦**

ギャバちゃん

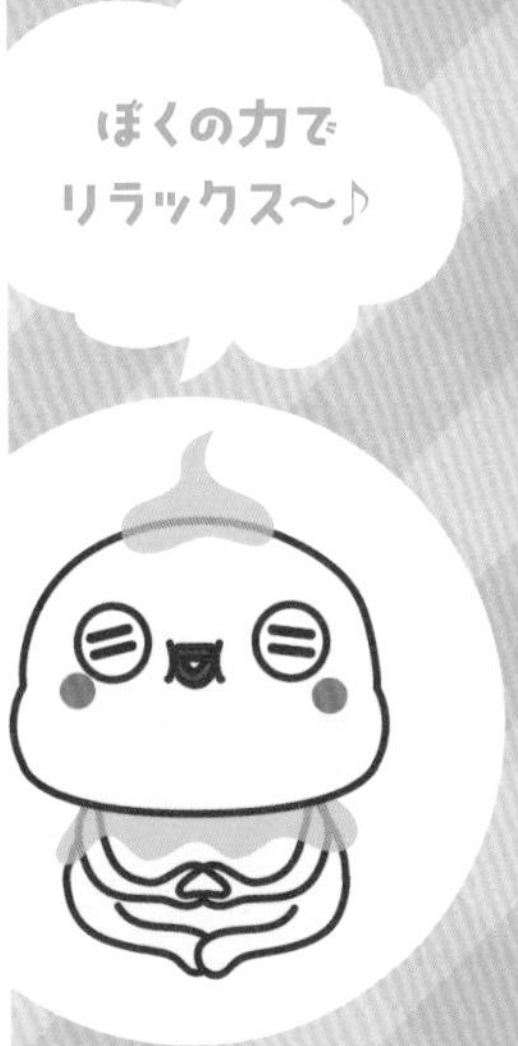
ぼくの力で
リラックス〜♪

ぼくはギャバ。ただぼんやり座っているんじゃないよ。ぼくの力で神経の興奮をしずめているんだ。血圧をさげてリラックスさせることもできるよ。ぼくが足りなくなると、緊張感が続いて、眠れなくなることもあるんだって。ぜひ積極的にとってほしいな。

生息地 **発芽玄米、いも類、野菜**（トマトやケール）

アリシンさま

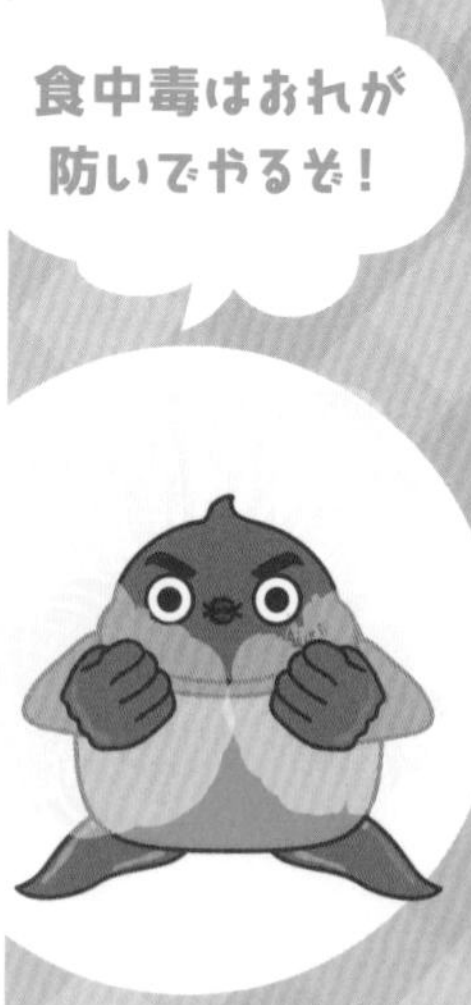
食中毒はおれが
防いでやるぞ！

おれはアリシン。にんにくのストロングなにおいのもとだ。にんにくをきざむときに、アリインって成分がおれにチェンジするんだぞ。強い殺菌力と抗酸化作用で、食中毒や老化からからだをプロテクト！　さらに、ビタミンB_1（→42ページ）の、疲れを回復する力をサポートするぞ！

生息地　にんにく、たまねぎ、ねぎ

ジンゲロールちゃん

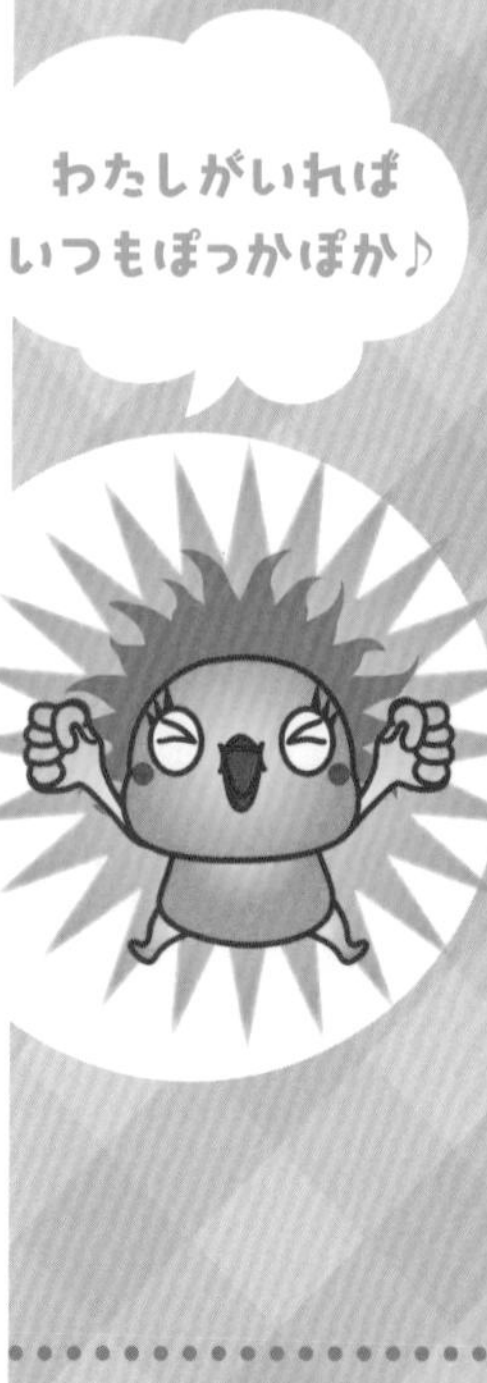
わたしがいれば
いつもぽっかぽか♪

わたし、ジンゲロールは、しょうがの辛みのもと！　抗酸化作用があるし、血行をよくして頭痛をやわらげるよ。それに、しょうがを乾燥させたり加熱したりすると、からだを温めるショウガオールや、強力な発汗作用があるジンゲロンという成分に変身するんだ！

生息地　しょうが

セサミンちゃん

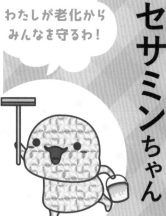

わたしが老化から
みんなを守るわ！

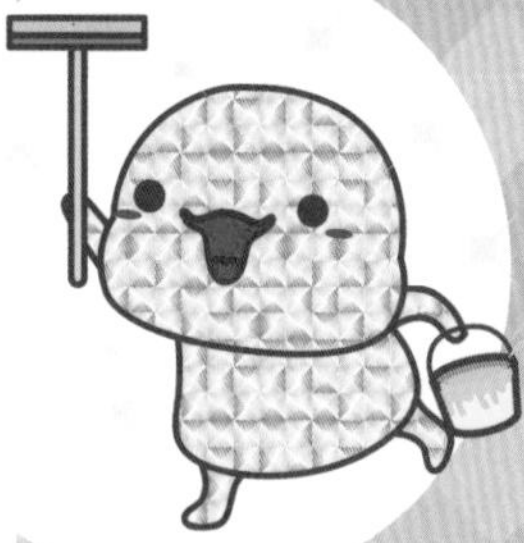

ごまといえば、わたし、セサミン。英語でごまという意味の「セサミ」から名前がついたの。わたしにはアルコールを分解して肝臓を守ったり、抗酸化作用で老化を防いだりする力があるわ。それに、しみやそばかすから皮ふを守ることもできるの。わたしってはたらき者ね！

生息地 ごま

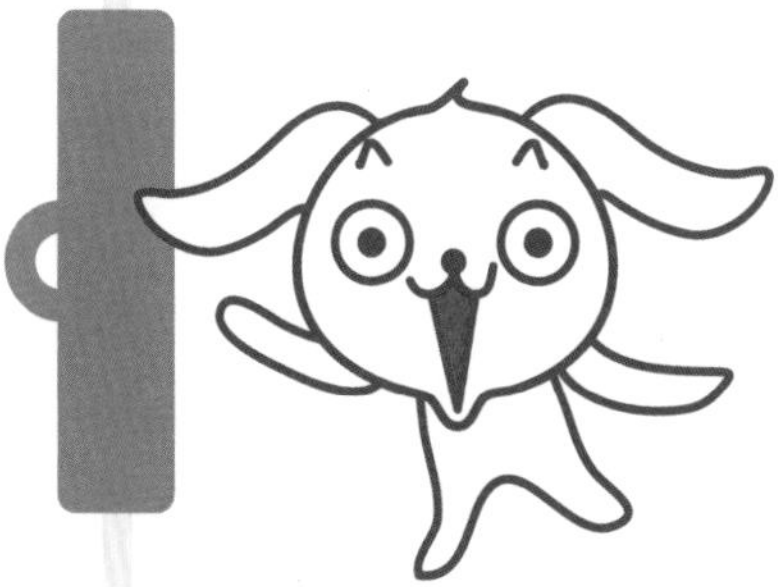

機能性成分をうまく生活にとり入れることで、健康で若々しいからだをキープすることができるんだね！

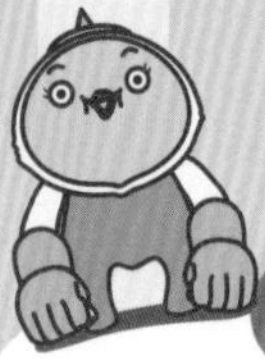
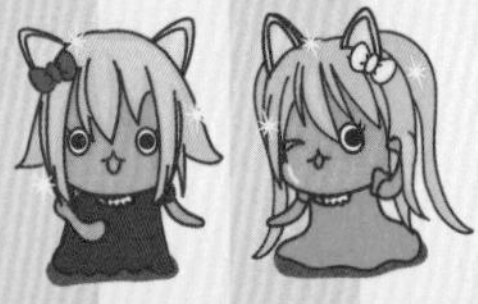
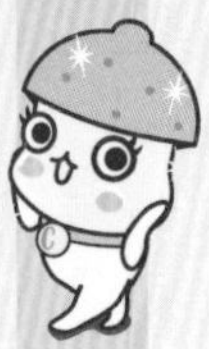

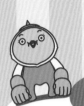

困った症状を解決!

こんなときは
コレをとろう

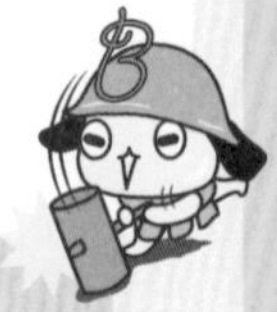

不規則な生活が続いたり、ストレスがたまったりすると、
からだのあちこちに不調が出てくるよね。
「肌荒れが気になる!」「ついイライラしちゃう…」
そんな悩みを解決するために、
おすすめの栄養素をここでまとめて紹介するよ!

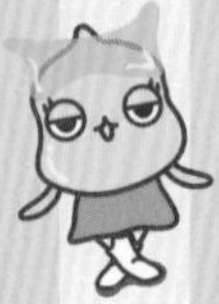
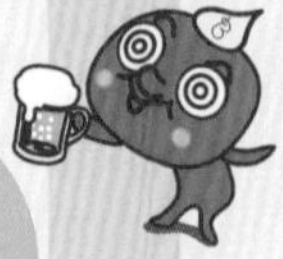

その不調は栄養バランスの
偏りが原因かも!
ぼくたちといっしょに
必要な栄養素を
チェックしてみよう!

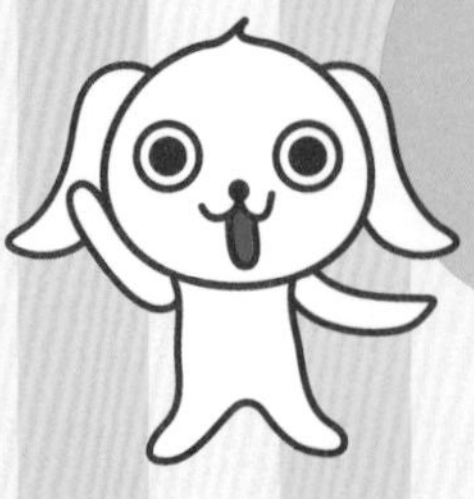

肌荒れが気になる！

肌荒れにはまず皮ふの材料になるタンパク質が欠かせないよ。それにタンパク質の分解を助けるビタミンB_6のほか、肌をなめらかにするビタミンC、肌の新陳代謝を促すビタミンA、シワを防ぐビタミンEもしっかりとろう。

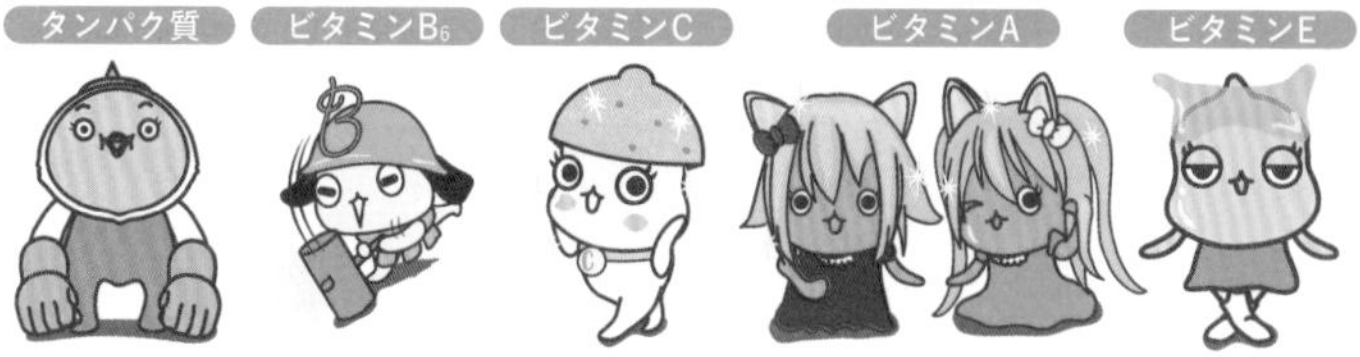
タンパク質
ビタミンB_6
ビタミンC
ビタミンA
ビタミンE

おすすめ料理	カツオの刺身／ 豚肉のソテー（つけ合わせににんじんやパプリカ）

なんだか老けた？

老化防止には抗酸化作用があるビタミンCやビタミンE、β-カロテン、リコピンなどがおすすめ！　これらのビタミンや機能性成分を組み合わせて食べることで、さらに効果がアップするよ。若々しく元気なからだでいたい人はぜひ注目してね。

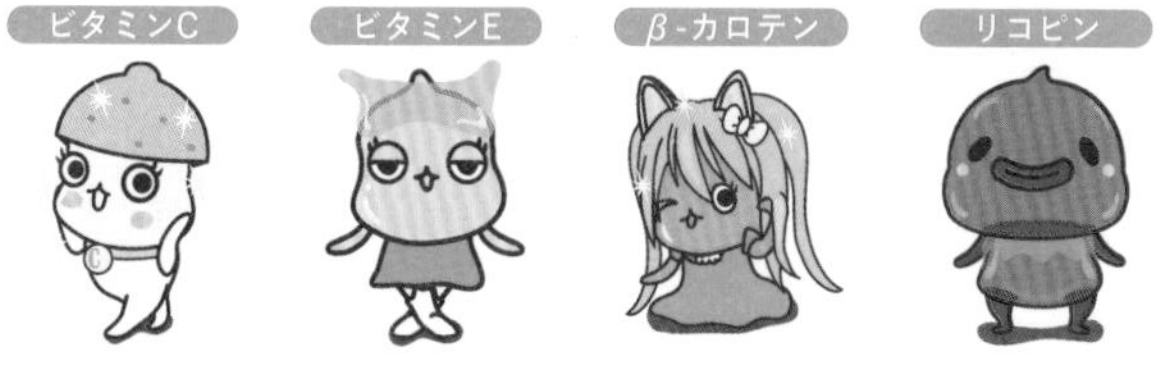
ビタミンC
ビタミンE
β-カロテン
リコピン

おすすめ料理	ラタトゥイユ／トマトとアボカドのマリネ

便秘を解消したい！

食生活が原因の便秘なら、腸を刺激する不溶性食物繊維や、腸内のゴミをからだの外に出す水溶性食物繊維をしっかりとろう。それから機能性成分の一種、乳酸菌も腸内の環境を整えるからおすすめだよ！水を十分飲むのも忘れずにね。

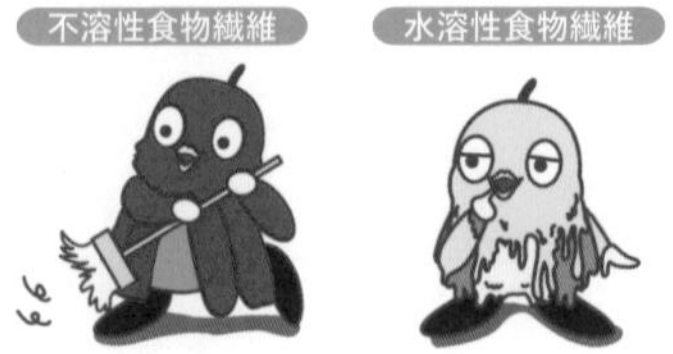
不溶性食物繊維
水溶性食物繊維

おすすめ料理　いもやきのこ、海藻を入れたみそ汁／キムチ

からだがだるい…

疲れを感じたら、まずはエネルギーとなる糖質を補給！それから糖質やたまった疲労物質をエネルギーに変えるビタミンB_1をとることも重要だよ。ビタミンB_1のはたらきを助けるアリシンをいっしょにとると、より効果的なんだ。

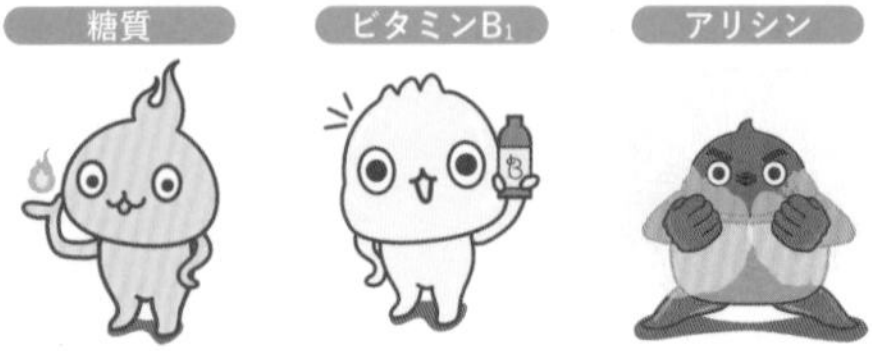
糖質
ビタミンB_1
アリシン

おすすめ料理　薬味そば／豚肉のすりおろしにんにく炒め

目の疲れがつらい…

パソコンやスマホの見すぎで乾いた目には、目のうるおいを保つビタミンAがぴったり！　また、視力を回復するナスニンや、目の病気を防ぐルテインという機能性成分もおすすめ。どれも目の健康には欠かせない成分だよ。

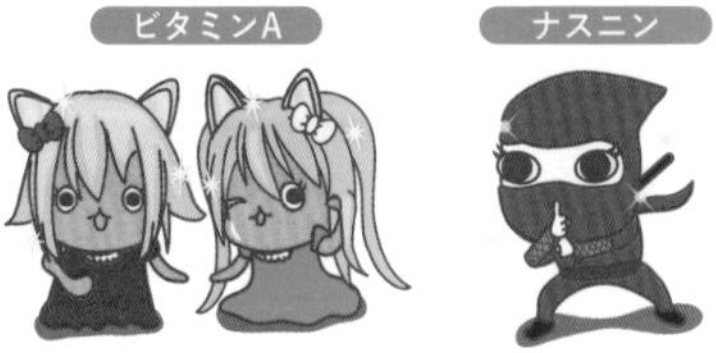

おすすめ料理	にんじんとなすのみそ炒め／ブルーベリー

風邪をひきそう…

風邪に負けないからだづくりには、免疫細胞のもとになるタンパク質が重要。また、鼻やのど、肺の粘膜の材料になるビタミンAや、免疫力を高めるビタミンCとビタミンD、からだを守る腸内細菌のエサになる食物繊維もとろう。

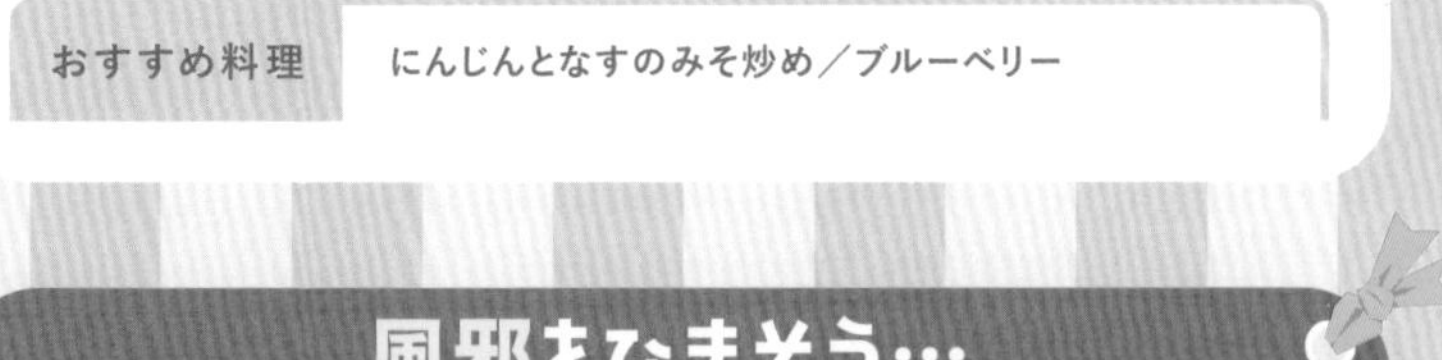

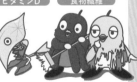

おすすめ料理	とり肉のクリームシチュー／キウイヨーグルト

ついイライラしちゃう…

イライラするときは、ストレスをやわらげる副腎皮質ホルモンをつくるのに役立つパントテン酸やビタミンCをとるように意識してみよう。それからビタミンB_6をとると、こころを穏やかにする機能性成分ギャバをつくる助けになるよ。

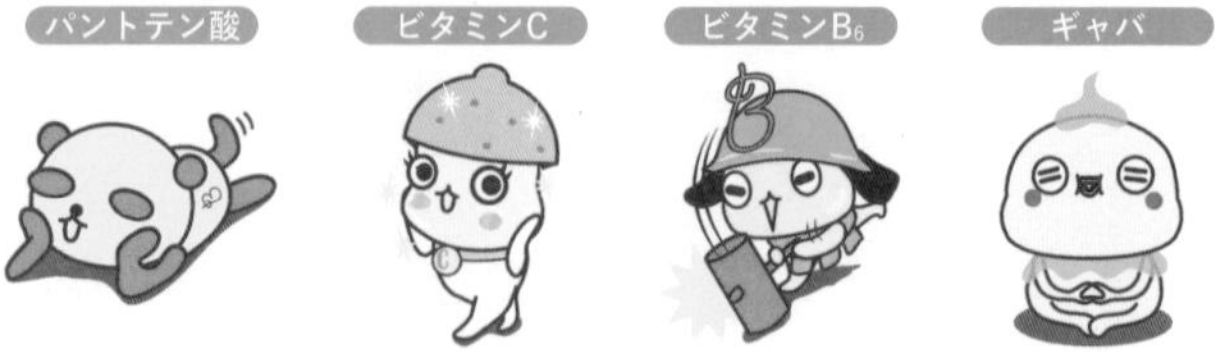
パントテン酸
ビタミンC
ビタミンB_6
ギャバ

おすすめ料理	マグロとアボカドのサラダ／鶏ささみとパプリカのサラダ

むくみをなんとかしたい！

塩分をとりすぎるとむくみがおこりやすいよ。塩分によってナトリウムが増えると、血液中の水分が細胞のすきまにたまってしまうんだ。ナトリウムをからだの外に出すカリウムをとって、よぶんな水分を追い出そう。

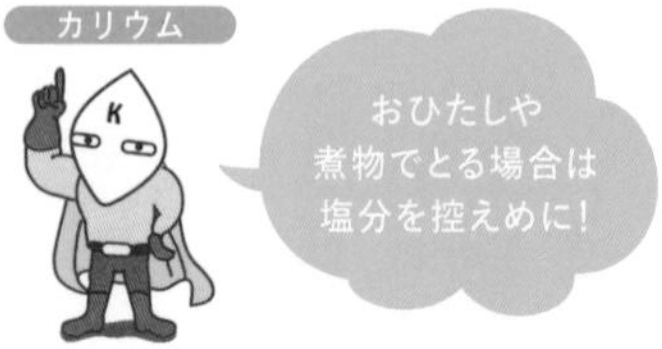
カリウム
おひたしや
煮物でとる場合は
塩分を控えめに！

おすすめ料理	ほうれん草のおひたし／ひじきと大豆の煮物／バナナ

貧血気味でフラフラ…

鉄が足りないことでおこる鉄欠乏性貧血。まずは鉄をとることが重要だよ。鉄はからだに酸素を送るヘモグロビンの材料になるんだ。また、ヘモグロビンをつくるタンパク質、鉄の吸収をよくするビタミンCもあわせてとろう。

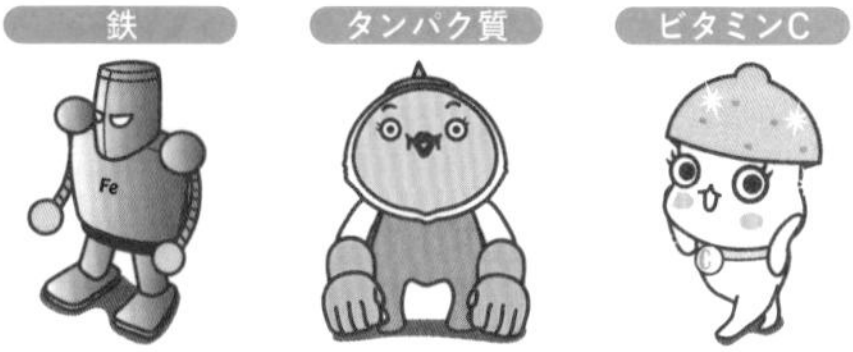
鉄
タンパク質
ビタミンC

おすすめ料理	レバーと野菜の炒めもの／クラムチャウダー

抜け毛が増えた？

ストレスや過労は抜け毛の原因に。そんなときは髪の材料になるタンパク質のほか、髪の新陳代謝に不可欠なビタミンA、タンパク質がからだの材料になるのを助けるビタミンB群を積極的にとるのも効果的だよ。

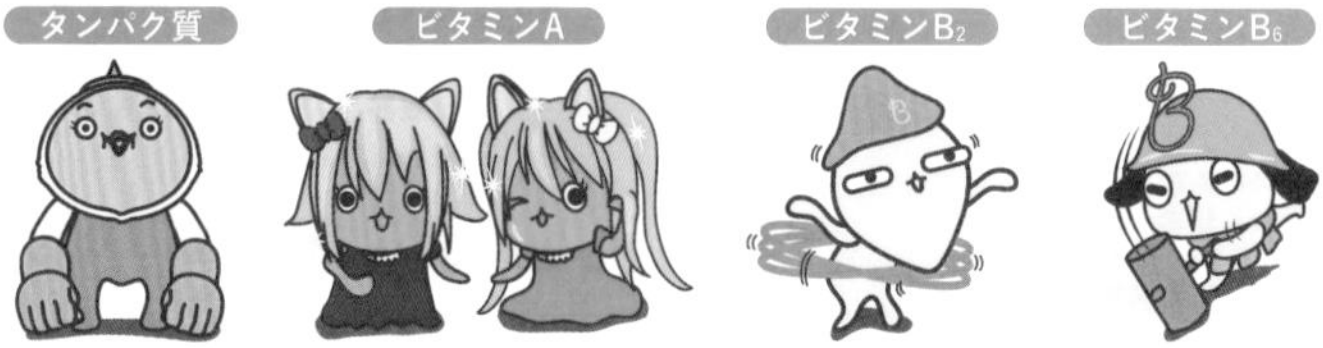
タンパク質
ビタミンA
ビタミンB2
ビタミンB6

おすすめ料理	ツナとチーズのオムレツ／さばの塩焼き